Acerca de NCCN Guidelines for Patients®

NCCN National Comprehensive Cancer Network®

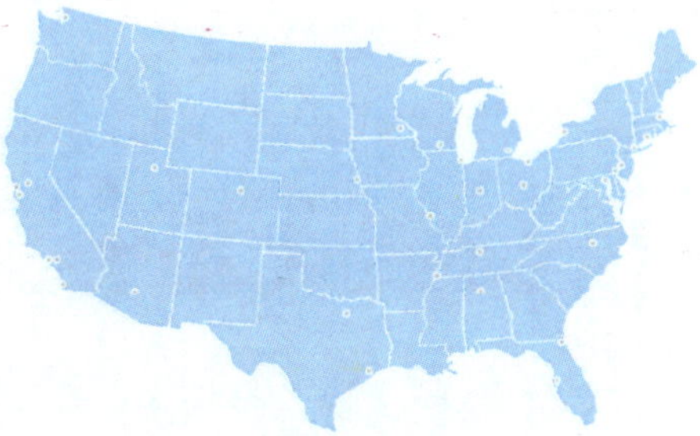

¿Sabía que los principales centros oncológicos de los Estados Unidos colaboran para mejorar la atención oncológica? Esta alianza de los principales centros oncológicos se denomina National Comprehensive Cancer Network® (NCCN®).

La atención oncológica está en cambio constante. NCCN elabora recomendaciones para la atención oncológica basadas en pruebas que utilizan los profesionales de atención médica de todo el mundo. Estas recomendaciones que se actualizan con frecuencia se denominan NCCN Clinical Practice Guidelines in Oncology (NCCN Guidelines®). NCCN Guidelines for Patients explican de manera sencilla estas recomendaciones de los expertos para las personas con cáncer y sus cuidadores.

Esta NCCN Guidelines for Patients se basa en NCCN Clinical Practice Guidelines in Oncology (NCCN Guidelines®) para macroglobulinemia de Waldenström/linfoma linfoplasmocítico, versión 3.2025, 6 de febrero de 2025.

Conozca cómo se elaboran las NCCN Guidelines for Patients

NCCN.org/patient-guidelines-process

Ver NCCN Guidelines for Patients gratis en internet
NCCN.org/patientguidelines

Buscar un centro oncológico de NCCN cerca de usted
NCCN.org/cancercenters

Comuníquese con nosotros YouTube

Quiénes nos apoyan

NCCN FOUNDATION — NATIONAL COMPREHENSIVE CANCER NETWORK® — Guiding Treatment. Changing Lives.

NCCN Guidelines for Patients cuenta con el apoyo financiero de NCCN Foundation®

NCCN Foundation agradece profundamente a las siguientes empresas colaboradoras por hacer posible esta NCCN Guidelines for Patients: BeOne Medicines USA, Inc.

NCCN adapta, actualiza y aloja de forma independiente la guía de NCCN Guidelines for Patients. Nuestras empresas colaboradoras no participan en la elaboración de esta NCCN Guidelines for Patients y no se responsabilizan del contenido ni las recomendaciones que se incluyen en la presente guía.

Para hacer una donación u obtener más información, visite la página web o envíe un correo electrónico.

NCCNFoundation.org/donate

PatientGuidelines@NCCN.org

Contenido

NCCN Foundation tiene como objetivo apoyar a los millones de pacientes y familias afectados por un diagnóstico de cáncer mediante la financiación y distribución de NCCN Guidelines for Patients. NCCN Foundation también se compromete a avanzar en los tratamientos contra el cáncer subsidiando a los médicos prometedores del país en el centro de innovación en cuanto a investigación del cáncer. Para obtener más detalles y acceder a la biblioteca completa de recursos para pacientes y cuidadores, visite NCCN.org/patients.

National Comprehensive Cancer Network (NCCN) y NCCN Foundation
3025 Chemical Road, Suite 100, Plymouth Meeting, PA 19462, EE. UU.

1

Acerca de la macroglobulinemia de Waldenström

La macroglobulinemia de Waldenström (MW) es un cáncer sanguíneo de crecimiento lento que no siempre requiere tratamiento. Si el tratamiento es necesario, las nuevas terapias permiten a las personas vivir más años con menos síntomas.

¿Qué es la MW?

La macroglobulinemia de Waldenström (también llamada simplemente Waldenström) es un cáncer poco frecuente, de crecimiento lento, que afecta a las células sanguíneas. Debido a que la MW crece lentamente, las personas con esta enfermedad tienen tiempo para evaluar sus opciones de tratamiento y decidir cuándo iniciar el tratamiento, si es necesario.

El tratamiento para la MW consiste principalmente en reducir los síntomas. Existen muchos tratamientos eficaces para tratar estos síntomas.

Sin embargo, no todas las personas con Waldenström presentan síntomas. Algunas personas no experimentan síntomas durante muchos años. Las personas con MW que no tienen síntomas no necesitan tratamiento.

Es importante destacar que muchas personas con Waldenström pueden llevar una vida normal.

¿Qué causa la MW?

Al igual que con muchos tipos de cáncer, los investigadores no están seguros de cuáles son las causas de que algunas personas desarrollen MW.

La macroglobulinemia de Waldenström comienza en los glóbulos blancos llamados linfocitos. Los linfocitos forman parte del sistema inmunitario del organismo. Protegen al organismo de las infecciones a transformarse en células plasmáticas. Las células plasmáticas fabrican anticuerpos para combatir las infecciones. Los anticuerpos son proteínas que atacan a bacterias, virus y otras sustancias nocivas. Los anticuerpos también se llaman inmunoglobulinas. Existen cinco tipos principales de inmunoglobulinas ("Ig"): IgA, IgD, IgE, IgG e IgM.

En la MW, algo no funciona bien en este proceso: una sola célula inmunitaria desarrolla un cambio genético y se convierte en un cáncer único formado por linfocitos anormales, células plasmáticas y células linfoplasmocíticas (una

Por qué debería leer este libro

Tomar decisiones sobre la atención oncológica puede ser estresante. Es posible que tenga que tomar decisiones difíciles bajo presión sobre opciones complejas.

Las NCCN Guidelines for Patients son fiables tanto para los pacientes como para los proveedores de atención médica. En ellas, se explican con claridad las recomendaciones de atención actuales formuladas por respetados expertos en la materia. Las recomendaciones se basan en las investigaciones más recientes y prácticas de los mejores centros oncológicos.

La atención oncológica no es igual para todas las personas. Si sigue las recomendaciones de los expertos para su situación, tendrá más probabilidades de mejorar su atención y obtener mejores resultados. Utilice este libro como guía para encontrar la información que necesita para tomar decisiones importantes.

célula que es una mezcla entre un linfocito y una célula plasmática). En conjunto, se denominan células de MW.

Las células de MW no se comportan como las células inmunitarias normales. Se multiplican sin control y expulsan a las células sanguíneas normales de la médula ósea (el espacio del interior de los huesos donde se crean nuevas células sanguíneas).

Con el tiempo, las células de MW se apoderan de la médula ósea, lo que impide que funcione correctamente y dificulta la producción de las células sanguíneas que el organismo necesita. Esta escasez de células sanguíneas empieza a causar problemas de salud que se pueden sentir (síntomas).

Las células de MW también pueden acumularse en otras partes del cuerpo y provocan hinchazón y molestias en zonas como los ganglios linfáticos (glándulas), el hígado y el bazo.

Pero, ¿quién fue Waldenström? ¿Y qué es la macroglobulinemia?

Waldenström fue Jan Waldenström, un médico sueco, el primero en identificar este cáncer. La **macroglobulinemia** hace referencia a una proteína de gran tamaño que provoca una afección sanguínea.

- **"macro"** = grande
- **"globulin"** = proteína
- **"-emia"** = afección de la sangre

En la MW, esta gran proteína es la inmunoglobulina M (IgM), la mayor de las cinco inmunoglobulinas. Es la única inmunoglobulina (anticuerpo) que producen las células de MW, y lo hacen en grandes cantidades.

Como las células de MW son anormales, los anticuerpos IgM que producen también lo son. En primer lugar, estas IgM son copias idénticas unas de otras. En segundo lugar, a diferencia de los anticuerpos normales que combaten las infecciones, los anticuerpos IgM anormales no ayudan al organismo y a veces causan daños.

La IgM es el anticuerpo más grande

Los anticuerpos son proteínas que atacan a bacterias, virus y otras sustancias nocivas. Los anticuerpos también se llaman inmunoglobulinas (Ig).

El anticuerpo IgM es mucho más grande que los demás porque está formado por cinco anticuerpos, lo que se denomina pentámero. El tamaño y la estructura voluminosos de la IgM contribuyen con el espesamiento anormal de la sangre (hiperviscosidad) que se produce en algunas personas con MW.

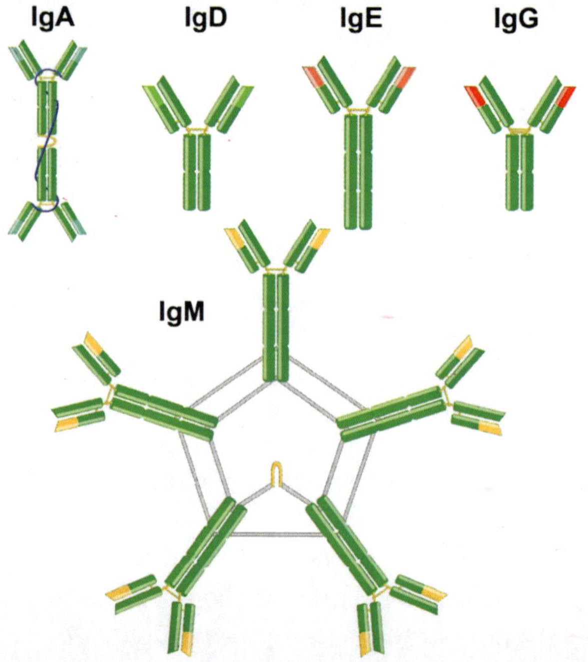

Además, cuando estas proteínas de gran tamaño se acumulan en la sangre, esta puede espesarse, lo que se conoce como síndrome de hiperviscosidad. La sangre espesa ralentiza el flujo sanguíneo normal y provoca una serie de síntomas en el organismo. Es uno de los principales signos de la MW.

¿Existe una cura para la MW?

Aunque en la actualidad no existe cura para la MW, existen muchos tratamientos eficaces que pueden mantener la enfermedad bajo control, reducir o eliminar los síntomas y mejorar su calidad de vida. El control de problemas como el síndrome de hiperviscosidad puede salvar vidas.

Los tratamientos para la MW incluyen tratamiento dirigido, quimioterapia o una combinación de ambos. En muchos casos, el tratamiento puede controlar la enfermedad de Waldenström durante varios años. Durante este tiempo, la mayoría de las personas no presentan síntomas de la enfermedad.

Pero, incluso con tratamiento, la MW suele reaparecer con el tiempo y necesitar más tratamiento o un tratamiento diferente.

¿Es lo mismo Waldenström que linfoma linfoplasmocítico?

Los términos macroglobulinemia de Waldenström y linfoma linfoplasmocítico suelen utilizarse de forma indistinta. Pero no son exactamente lo mismo.

El linfoma linfoplasmocítico es un cáncer, y la MW es uno de sus tipos. Sin embargo, el linfoma linfoplasmocítico es, sin duda, el más frecuente. La mayoría de las personas con linfoma linfoplasmocítico tienen MW.

La principal diferencia es que la MW presenta niveles elevados de anticuerpos IgM, mientras que los demás tipos de linfoma linfoplasmocítico suelen estar relacionados con anticuerpos IgG o IgA. Aun así, el tratamiento de estos tipos poco frecuentes es similar al de la MW.

¿Qué puedo hacer para recibir la mejor atención?

Luche por usted mismo. Usted tiene un papel importante que desempeñar en su cuidado. En realidad, es más probable que obtenga la atención que desea si hace preguntas y toma decisiones compartidas con su equipo de atención médica.

Las NCCN Guidelines for Patients le ayudarán a comprender los cuidados oncológicos. Con una mejor comprensión, estará más preparado para hablar de sus cuidados con su equipo y compartir sus inquietudes. Muchas personas se sienten más satisfechas, confiadas y con menos ansiedad cuando desempeñan un papel activo en su atención.

Es posible que no sepa qué preguntar a su equipo de atención médica. Eso es frecuente. Cada capítulo de este libro termina con una sección importante titulada Preguntas para hacer. Estas sugerencias de preguntas lo ayudarán a obtener más información sobre todos los aspectos de su atención. Dé el siguiente paso y siga leyendo para saber cuál es el mejor cuidado para usted.

2
Pruebas para la MW

Si su médico sospecha que usted tiene macroglobulinemia de Waldenström (MW), usted deberá realizar varias pruebas para confirmar el diagnóstico antes de comenzar el tratamiento. Las pruebas también se utilizan para planificar el tratamiento, averiguar la eficacia del tratamiento y controlar si el cáncer reaparece después del tratamiento.

En este capítulo, se describe qué estudios podrían hacerle y qué puede esperar al realizarse cada uno de ellos. Es posible que ya se haya realizado muchas de estas pruebas. Algunas pruebas se utilizan para diagnosticar la MW. Otras se realizan para comprobar la eficacia del tratamiento. **Consulte la Guía 1.**

Síntomas y pruebas

Un síntoma es un problema o una sensación que puede indicar la presencia de una enfermedad o afección subyacente. Los síntomas son diferentes para cada persona. Nadie experimenta todos los síntomas de la MW. Algunas personas no tienen ningún síntoma. Incluso después del diagnóstico, es posible que algunas personas no presenten síntomas durante años.

Aunque no todas las personas con MW tienen síntomas, muchas reciben finalmente un diagnóstico de MW porque sus síntomas las obligan o llevan a realizarse las pruebas. Por ejemplo, dos de los síntomas más habituales de la MW son la fatiga y la debilidad. **Consulte la Guía 2.**

Pero la fatiga y la debilidad son también síntomas habituales de muchos otros cánceres y enfermedades. Por lo tanto, es necesario realizar pruebas para identificar si estos síntomas

Examen físico

Una de las primeras pruebas que se le realizarán es un examen físico. Se trata de un examen práctico. El médico le palpará el cuello en busca de ganglios linfáticos inflamados o le presionará el abdomen para detectar órganos agrandados, como el bazo o el hígado.

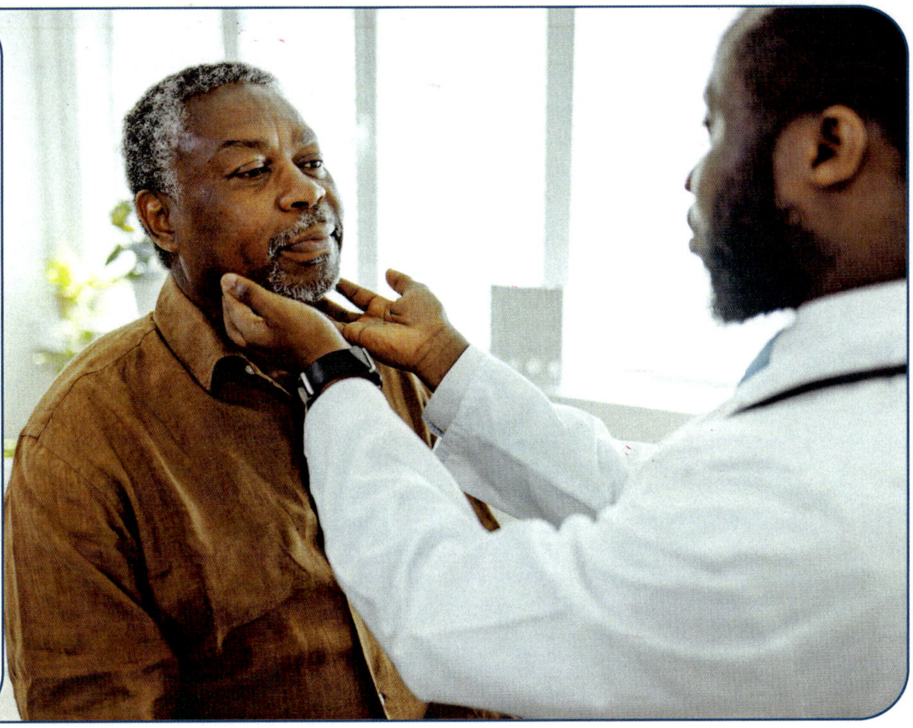

Guía 1
Pruebas para la macroglobulinemia de Waldenström

Pruebas necesarias	Antecedentes médicos y examen físico
	Análisis de sangre • Hemograma completo • IgM y otras inmunoglobulinas en la sangre • Función hepática y renal
	Biopsia de médula ósea y pruebas de laboratorio • Análisis de médula ósea (para células de MW) • Prueba para detectar proteínas (sIgM CD19, CD20, etc.) en la superficie de las células linfoplasmocíticas • Estudios genéticos (para mutación de *MYD88*)
	Estudios de diagnóstico por imágenes del tórax, el abdomen y la pelvis • Exploración por TC o TC/TEP con FDG
Pruebas utilizadas en determinados casos	Otros análisis de sangre • Viscosidad sanguínea • Aglutininas frías • Crioglobulinas
	Biopsia de médula ósea y pruebas de laboratorio • Estudios genéticos (para mutación de *CXCR4*) • Biopsia de médula ósea o grasa (para amiloidosis)
	Pruebas de detección de virus • Hepatitis B • Hepatitis C • VIH
	Estudios neurológicos • Electromiograma y estudios de conducción nerviosa • Prueba de anticuerpos que afectan al sistema nervioso
	Examen de la vista
	Análisis de orina • Recolección de orina durante 24 horas (para amiloidosis)

se deben a la MW o a otra causa. Además, los síntomas pueden deberse a una afección de salud relacionada con la MW. Por eso son tan importantes las pruebas: se utilizan para averiguar qué es lo que subyace a los síntomas. **Consulte la Guía 3.**

Veamos ahora qué pruebas deberá realizarse para identificar la MW.

Análisis de sangre

Los análisis de sangre desempeñan un papel importante en el diagnóstico y la planificación del tratamiento de la MW.

Se realizan con los siguientes fines:

- **Contar el número de células en la sangre,** incluidos los glóbulos blancos, los glóbulos rojos y las plaquetas. Esto se denomina hemograma completo. Los recuentos sanguíneos suelen ser bajos en las personas con MW, lo que puede indicar anemia. La anemia significa que el organismo no tiene suficientes glóbulos rojos para funcionar con normalidad.
- **Medir la cantidad de anticuerpos en la sangre,** incluidos los tipos y las cantidades de cada uno. Las personas con MW suelen tener un nivel alto de anticuerpos IgM y niveles bajos de otros anticuerpos (IgA e IgG). El nivel de IgM también puede utilizarse durante el tratamiento y después de este para controlar su eficacia. Si los anticuerpos IgM en la sangre tienden a disminuir con el tiempo, es probable que la MW esté mejorando. Si la tendencia de los anticuerpos

Guía 2
Síntomas habituales de la macroglobulinemia de Waldenström

Fatiga	Aparición de moretones con facilidad o sangrado
Debilidad	Hemorragias nasales o encías sangrantes
Fiebre	Cefaleas
Inapetencia	Mareos
Sudores nocturnos	Confusión
Pérdida de peso imprevista	Infecciones
Entumecimiento u hormigueo doloroso ("pinchazos") en manos y pies	Visión borrosa o pérdida de la visión
Inflamación de los ganglios linfáticos	Inflamación del abdomen
Falta de aire	Sensibilidad al frío

Guía 3
Complicaciones de la MW y síntomas

Complicación	Descripción	Síntomas habituales
Amiloidosis	Acumulación de proteínas anormales (anticuerpos anormales)	• Fatiga • Pérdida de peso imprevista • Hinchazón de las piernas, los tobillos o la lengua • Entumecimiento, hormigueo o dolor en manos o pies • Falta de aire
Anemia	Baja cantidad de glóbulos rojos	• Fatiga • Mareos • Taquicardia • Piel pálida o amarillenta
Enfermedad de las aglutininas frías	Destrucción de glóbulos rojos a temperaturas corporales más bajas	• Fatiga • Falta de aire • Taquicardia • Dedos de las manos o de los pies azulados y dolorosos • Piel y ojos amarillentos • Orina de color oscuro
Crioglobulinemia	Obstrucción de los vasos sanguíneos a bajas temperaturas	• Lesiones cutáneas de color púrpura o rojo • Dolor articular • Debilidad • Cambio de color de las manos o los pies a bajas temperaturas • Entumecimiento, hormigueo o dolor en manos o pies
Síndrome de hiperviscosidad	Espesamiento de la sangre	• Hemorragias nasales o encías sangrantes • Cefalea • Visión borrosa • Coágulos sanguíneos • Mareos • Vértigo • Dolor en el pecho • Falta de aire
Neuropatía periférica	Daño en los nervios causado por anticuerpos IgM	• Entumecimiento, hormigueo, sensación de quemazón o dolor en manos o pies • Debilidad muscular • Pérdida del equilibrio

IgM es ascendente, puede significar que el tratamiento no está funcionando y que la MW está empeorando.

- **Evaluar el espesor de la sangre.** Demasiados anticuerpos IgM en la sangre pueden provocar su espesamiento, una afección poco frecuente, pero grave, denominada síndrome de hiperviscosidad. La hiperviscosidad limita el flujo sanguíneo, y a veces provoca la rotura de pequeños vasos sanguíneos. Esto puede afectar a muchas partes del cuerpo y provocar síntomas como hemorragias nasales, dolores de cabeza, visión borrosa e incluso afecciones cardíacas y pulmonares.
- **Buscar anticuerpos que reaccionen a bajas temperaturas.** En raras ocasiones, una persona con MW tiene anticuerpos anormales sensibles al frío llamados crioglobulinas o aglutininas frías en la sangre. Cuando la temperatura corporal desciende por debajo de lo normal, las crioglobulinas o aglutininas frías se aglutinan y bloquean el flujo sanguíneo. Con el tiempo, la presencia de crioglobulinas en la sangre (una afección denominada crioglobulinemia) puede dañar los vasos sanguíneos, los tejidos y los órganos (en especial, los riñones).
- **Comprobar si hay sustancias químicas en la sangre** que puedan indicar si el hígado, los riñones u otros órganos no funcionan correctamente.
- **Detectar enfermedades e infecciones.** Algunos tratamientos dirigidos pueden despertar (reactivar) virus como el de la hepatitis B. Si esto ocurre, el hígado puede resultar dañado. La infección por hepatitis C también está relacionada con la crioglobulinemia. Un análisis de sangre mostrará si tuvo hepatitis en el pasado o si tiene la enfermedad hoy.

Análisis de médula ósea

Si los análisis de sangre indican un nivel elevado de IgM anormal, la siguiente prueba consistirá en buscar células de MW en la médula ósea. La médula ósea es el centro esponjoso del interior de la mayoría de los huesos donde se fabrican las células sanguíneas. El hallazgo de células de MW en la médula ósea indica un diagnóstico de MW.

Para averiguar si la médula ósea contiene estas células, es necesario extraer una pequeña cantidad de médula del cuerpo y analizarla. La médula ósea tiene porciones líquidas y sólidas. Por ello, las pruebas se realizan de dos maneras:

- La **aspiración de médula ósea** se usa para extraer una pequeña cantidad de médula ósea líquida.
- La **biopsia de médula ósea** se usa para extraer una pequeña porción de médula ósea sólida.

Por lo general, estos procedimientos se hacen al mismo tiempo en un hospital, una clínica o un consultorio médico. Las muestras de médula se extraen de la parte posterior del hueso de la cadera. Normalmente, usted puede volver a casa el mismo día. Es posible que tenga algunos hematomas, sensibilidad o dolor en la parte baja de la espalda durante los días posteriores.

Después de la biopsia, un hematopatólogo analizará las muestras de médula ósea. Un hematopatólogo es un experto en el diagnóstico de enfermedades de la sangre y la médula ósea.

El hematopatólogo busca al menos tres cosas:

Células de Waldenström en la médula ósea

En primer lugar, el hematopatólogo observará las células de la médula ósea con un microscopio.

Si tiene Waldenström, la médula ósea puede tener muchas células de MW (linfocitos anormales, células plasmáticas y células linfoplasmocíticas), así como escasez de células sanguíneas sanas.

Proteínas en la superficie de las células linfoplasmocíticas

Las muestras de médula ósea también se examinan en busca de proteínas específicas que suelen estar presentes, o notablemente ausentes, en la superficie de las células linfoplasmocíticas.

En las personas con MW, las proteínas llamadas sIgM, CD19 y CD20 se suelen encontrar en estas células. Pero, por lo general, faltan las proteínas CD5, CD10 y CD23.

Mutaciones genéticas relacionadas con la MW

Los genes son piezas de ADN que contienen instrucciones sobre cómo se desarrollan, crecen y funcionan las células. Los genes determinan de forma directa los rasgos, como la estatura o el color de los ojos. También influyen indirectamente en funciones como la respuesta del organismo a las infecciones.

A veces, los genes experimentan cambios anormales llamados mutaciones. La mayoría de las mutaciones no afectan en absoluto a la salud. Pero algunas mutaciones son perjudiciales y pueden aumentar el riesgo de desarrollar ciertas enfermedades como el cáncer.

Una mutación puede producirse por sí sola (espontáneamente) o como resultado de la exposición a sustancias nocivas en el medioambiente. Aunque algunas mutaciones genéticas son hereditarias, las relacionadas con la MW no se transmiten de padres a hijos.

Aspiración y biopsia de médula ósea

Para diagnosticar la MW, es necesario analizar en un laboratorio muestras de médula ósea líquida y sólida. Normalmente, las muestras se toman de la parte posterior del hueso de la cadera. Puede diagnosticarse Waldenström si las muestras contienen un número elevado de células de MW: linfocitos anormales, células plasmáticas y células linfoplasmocíticas.

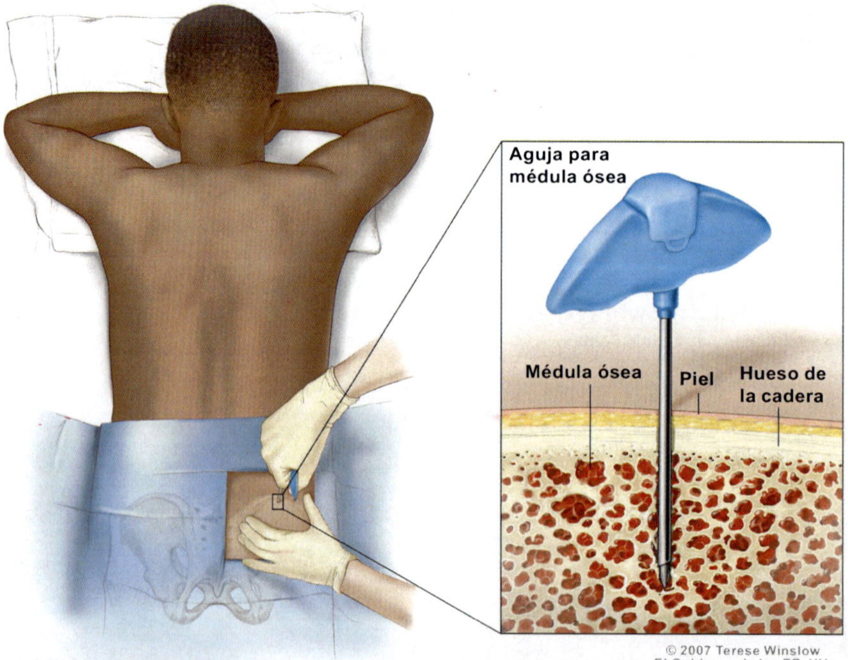

Las personas con MW suelen tener mutaciones en dos genes:

- ***MYD88*:** la mayoría de las personas con MW tienen una versión anormal (mutada) de un gen llamado *MYD88*. Normalmente, el gen *MYD88* ayuda al sistema inmunitario. Pero cuando el *MYD88* tiene una mutación, contribuye a que las células cancerosas sobrevivan y se multipliquen. Todas las personas que puedan tener MW deben realizarse una prueba para detectar esta mutación.
- ***CXCR4*:** se produce una mutación del gen *CXCR4* en aproximadamente 4 de cada 10 personas con MW. Las personas con una mutación en el gen *CXCR4* pueden tener una peor respuesta al tratamiento con un tipo de tratamiento dirigido denominado inhibidores de la tirosina cinasa de Bruton (BTK). Si su equipo de atención médica se plantea un tratamiento con un inhibidor de BTK, como el ibrutinib, debe analizarse la médula ósea para detectar mutaciones en el *CXCR4*.

Estudios de diagnóstico por imágenes

El estudio de diagnóstico por imágenes consiste en tomar fotografías (imágenes) detalladas del interior del cuerpo. En el caso de la MW, las exploraciones de diagnóstico por imágenes pueden mostrar si el cáncer se propagó más allá de la médula ósea. Las exploraciones de diagnóstico por imágenes del tórax, el abdomen y la pelvis ayudan a determinar si los ganglios linfáticos, el bazo u otros órganos están inflamados con células de MW.

Después del diagnóstico, las pruebas por imágenes también pueden utilizarse para hacer un seguimiento de la evolución del cáncer y de la eficacia del tratamiento.

TC

Un estudio de diagnóstico por imágenes muy utilizado, denominado exploración por tomografía computarizada (TC), puede proporcionar información sobre el tamaño, la localización y la extensión de la MW en el organismo. En una TC, se toman varias radiografías de la misma parte del cuerpo desde distintos ángulos. Mediante una computadora, se combinan todas las imágenes de rayos X para crear una imagen transversal más detallada que una radiografía normal.

Tomografía computada (TC)

Las exploraciones por TC permiten mostrar si sus ganglios linfáticos u órganos están agrandados. También son útiles para determinar si el cáncer se extendió más allá de la médula ósea.

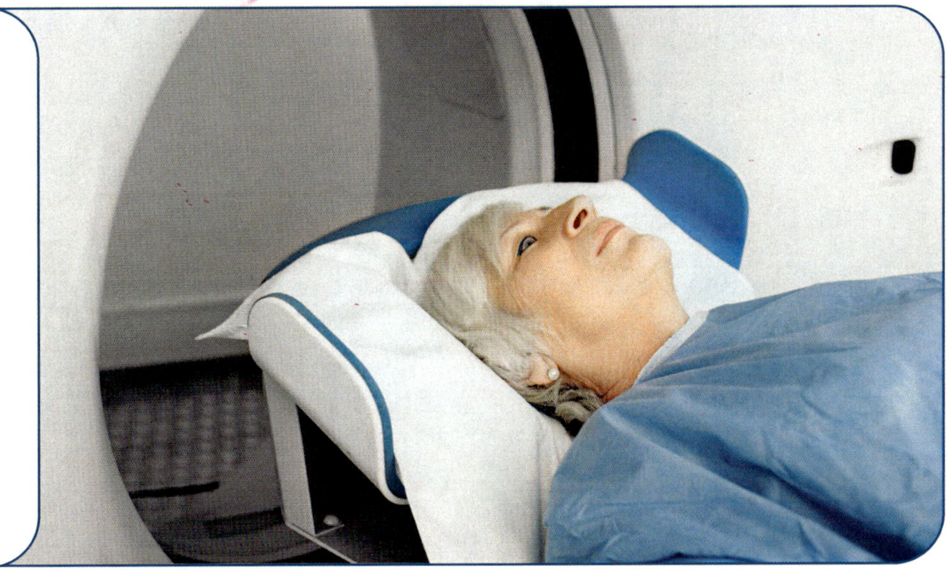

Para facilitar la visualización de las partes del cuerpo en una TC, se utiliza una sustancia llamada contraste. El contraste se inyecta en una vena. Avise a su equipo de atención médica si ha tenido reacciones alérgicas al medio de contraste en el pasado.

Exploración por TEP/TC

Otra prueba por imágenes denominada tomografía por emisión de positrones (TEP) permite detectar las zonas del cuerpo en las que las células son más activas de lo habitual. Las células cancerosas son muy activas.

Para generar las imágenes por TEP, primero se le inyecta un marcador en el cuerpo a través de una vena. El marcador permite que las células cancerosas se vean más brillantes en las exploraciones por TEP. El marcador más utilizado es la fluorodesoxiglucosa (FDG).

Una exploración por TEP permite conocer la extensión de la MW en el organismo. También puede indicar si hay células cancerosas en zonas como la médula ósea, los ganglios linfáticos o los órganos.

Las exploraciones por TC y TEP pueden realizarse por separado o al mismo tiempo. Cuando se utilizan juntas, se denominan exploración TEP/TC (o exploración por TC/TEP con FDG) y proporcionan incluso más información que cualquiera de las dos pruebas por separado.

Otras pruebas

Además de los análisis de sangre, las biopsias y el diagnóstico por imágenes, es posible que necesite realizarse otras pruebas para obtener más información sobre la MW o sus síntomas.

Análisis de orina

La IgM puede acumularse tanto en la orina como en la sangre. Su médico puede solicitar uno o más análisis de orina para obtener información adicional. Por ejemplo, un análisis de orina puede indicar un posible problema en los riñones, que quizás no aparezca en un análisis de sangre.

Examen de la retina

El síndrome de hiperviscosidad puede causar problemas de la vista, como visión borrosa o doble. Si el nivel de IgM en sangre es elevado o si su médico sospecha que padece el síndrome de hiperviscosidad, es posible que le realicen un examen de la parte posterior del ojo (retina) para detectar cualquier cambio o hemorragia.

Estudios neurológicos

El cerebro y la médula espinal constituyen el sistema nervioso central. El cuerpo humano también tiene un sistema nervioso periférico, que incluye todos los demás nervios que se encuentran en todo el organismo (nervios periféricos). Estos incluyen los nervios de los músculos, las glándulas y los órganos.

Daño en los nervios periféricos que causa dolor, entumecimiento, hormigueo, sensación de quemazón o debilidad. Esto se llama neuropatía periférica.

La neuropatía periférica es frecuente en las personas con MW y a veces es el único origen de los síntomas. Los daños suelen comenzar en los puntos más alejados del sistema nervioso periférico: las manos y los pies. Pero también puede afectar a otras partes del cuerpo.

Es posible que deba consultar a un neurólogo si tiene neuropatía periférica. Un neurólogo es un experto en trastornos del sistema nervioso. El neurólogo puede indicarle pruebas para comprobar el funcionamiento conjunto de nervios y músculos y determinar si están dañados.

Estos pueden incluir lo siguiente:

- Estudio de conducción nerviosa, que detecta daños en los nervios al medir la rapidez con que los impulsos eléctricos pueden viajar a través de ellos.
- Electromiografía, que evalúa la función de los músculos y los nervios que los controlan.
- Pruebas de amiloidosis mediante un tinte especial en una muestra de médula ósea o mediante la extracción y el análisis de células adiposas (biopsia de almohadilla adiposa).
- Pruebas de anticuerpos de la glicoproteína asociada a la mielina (MAG). La MAG es una proteína importante necesaria para mantener sano el sistema nervioso.
- Análisis de anticuerpos del gangliósido M1, una molécula compleja del sistema nervioso.

También puede consultar a un neurólogo si tiene síntomas relacionados con una enfermedad poco frecuente llamada síndrome de Bing-Neel, en la que las células linfoplasmocíticas penetran en el sistema nervioso central (cerebro y médula espinal).

Recepción del diagnóstico

Cada prueba que se realiza proporciona indicios o piezas del rompecabezas. Finalmente, estos indicios conducen al diagnóstico de la enfermedad.

La macroglobulinemia de Waldenström puede diagnosticarse a partir de dos hallazgos clave:

- IgM anormal en la sangre
- Células de MW en la médula ósea

Hallazgos adicionales que contribuyen a confirmar este diagnóstico:

- Inflamación de los ganglios linfáticos u órganos
- Mutación de *MYD88*

Dónde se obtiene un diagnóstico

Dado que la enfermedad de Waldenström es tan poco frecuente, incluso es posible que los médicos especializados en linfomas hayan visto pocos pacientes que la tengan. Si puede, visite un oncólogo, un centro oncológico o un hospital con experiencia en el tratamiento de personas con MW.

Electromiografía

Un electromiograma permite detectar lesiones nerviosas en personas con síntomas de neuropatía periférica, como dolor, hormigueo, sensación de quemazón o entumecimiento.

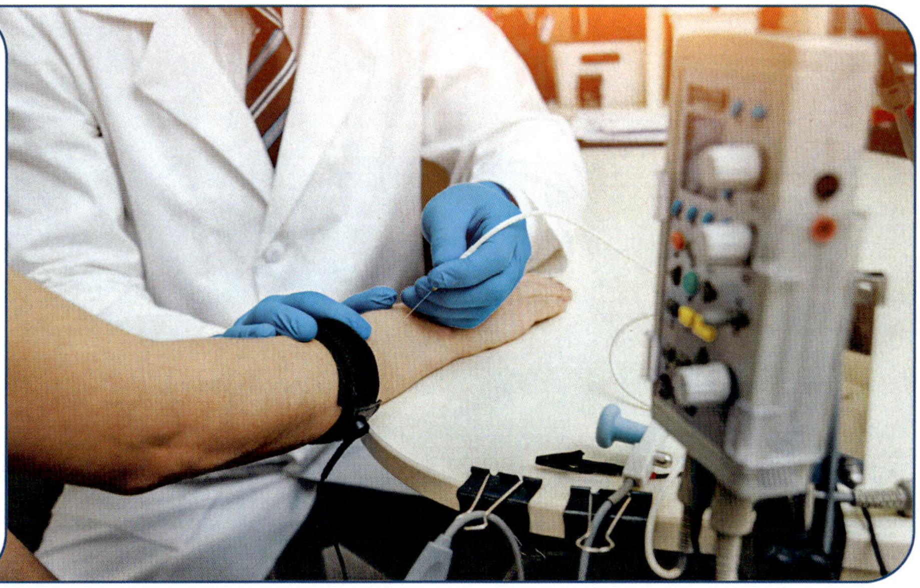

En la página 40, se incluyen recursos que pueden ayudar a encontrar un especialista en MW en su zona.

En particular, la International Waldenstrom's Macroglobulinemia Foundation (Fundación Internacional para la Macroglobulinemia de Waldenström) tiene una lista de médicos especializados en la MW. Este directorio puede encontrarse en el sitio web de la IWMF (IWMF.com).

¿Necesito una segunda opinión?

La MW es un cáncer de crecimiento lento, por lo que normalmente hay tiempo para que otro médico analice los resultados de sus estudios y le sugiera un plan de tratamiento. Esto se llama buscar una segunda opinión y es una parte habitual del tratamiento del cáncer. Los médicos también buscan segundas opiniones.

El directorio de la IWMF es un sitio donde buscar un especialista en MW que pueda ofrecerle una segunda opinión.

Si no vive cerca de un especialista de este tipo, algunos centros oncológicos ofrecen ahora segundas opiniones virtuales a través de sus sitios web. Si desea consultar la lista de centros oncológicos afiliados a NCCN, vaya a la página 46 o visite NCCN.org/member-institutions.

¿Cuál es el siguiente paso?

Las pruebas descritas en este capítulo se utilizan para el diagnóstico y la planificación del tratamiento. Para saber qué tratamiento puede necesitar (o no necesitar), consulte el capítulo siguiente.

Recuerde que *su* participación en la toma de decisiones sobre su atención médica es esencial para que reciba el mejor tratamiento.

Puntos clave

- La fatiga y la debilidad son dos síntomas frecuentes de la MW. Para determinar si están relacionados con la MW o con otra enfermedad, es necesario realizar pruebas.
- Todas las personas de las que se sospeche que tienen MW deben realizarse pruebas para detectar una versión mutada del gen *MYD88*.
- Demasiados anticuerpos IgM en la sangre pueden causar su espesamiento, una afección peligrosa llamada síndrome de hiperviscosidad.
- La hiperviscosidad de la sangre puede provocar síntomas como hemorragias nasales, cefaleas, vértigos y visión borrosa.
- Las exploraciones de diagnóstico por imágenes permiten saber si el cáncer se extendió más allá de la médula ósea, a los ganglios linfáticos u otros órganos.
- La presencia de IgM anormal en la sangre y de células de MW en la médula ósea son los hallazgos clave para diagnosticar la MW.

Preguntas para hacer

- ¿Dónde y cuándo me harán las pruebas?
- ¿Cuánto tiempo tardarán?
- ¿Cuándo sabré los resultados y quién me los explicará?
- ¿Con qué frecuencia se equivocan estas pruebas?
- ¿Cómo puedo obtener una segunda opinión?

3
Tipos de tratamiento para la MW

La macroglobulinemia de Waldenström (MW) que causa síntomas se trata con tratamiento dirigido, quimioterapia o ambos. Pero antes de estos tratamientos, algunas personas necesitan que se elimine el exceso de inmunoglobulina M (IgM) de la sangre mediante un procedimiento llamado intercambio de plasma.

La MW es diferente en cada persona. Una persona puede tener muchos síntomas, mientras que otra puede no tener ninguno.

Si tiene síntomas importantes o molestos relacionados con la MW, o los resultados de los análisis revelan un problema como el síndrome de hiperviscosidad o una baja cantidad de glóbulos sanguíneos, es el momento de iniciar el tratamiento.

Pero, si aún no tiene síntomas, no necesita tratamiento.

¿Sin síntomas no hay tratamiento?

Cuando a una persona se le diagnostica cáncer, lo más probable es que desee iniciar el tratamiento de inmediato. Pero para la MW, empezar el tratamiento quizás no sea lo mejor.

Es importante recordar que el tratamiento no eliminará por completo la enfermedad de Waldenström. Más bien, el tratamiento sirve para controlar la enfermedad y aliviar los síntomas causados por la MW. Por lo tanto, esperar a que aparezcan los síntomas, o incluso a que sean intensos, suele ser la mejor estrategia.

¿Por qué no iniciar el tratamiento de todos modos, para tener más seguridad?

- El tratamiento precoz de la MW no prolongará su vida.
- El tratamiento puede tener efectos secundarios que disminuyan su calidad de vida.
- El tratamiento puede ser molesto y generar costos adicionales.
- Cuanto más tiempo se utilice un tratamiento, más probable es que la MW se vuelva resistente a él (capaz de vencerlo).
- En el futuro, es posible que haya mejores tratamientos disponibles.

Después del diagnóstico, es posible que no necesite iniciar el tratamiento hasta pasados meses o años. Algunas personas nunca necesitan tratamiento.

Incluso las personas con síntomas controlables pueden preferir retrasar el tratamiento. Esto se debe a que la MW se desarrolla lenta y gradualmente. Por lo tanto, usted y su equipo de tratamiento tendrán tiempo suficiente para decidir cuándo debe comenzar el tratamiento. Esto se llama “espera vigilante”.

Espera vigilante

Algunas personas lo llaman “observación y preocupación”, pero su preocupación suele desaparecer cuando se acostumbran a la rutina.

La espera vigilante, también llamada monitoreo activo u observación, no conlleva tratamiento. No obstante, se le harán controles periódicos para garantizar que nada haya cambiado.

En cada visita, le realizarán pruebas para comprobar la cantidad de IgM en la sangre. El rango normal es aproximadamente de 150 a

300 miligramos de IgM por decilitro de sangre (mg/dl). La frecuencia de las visitas dependerá de sus síntomas y de los resultados de los análisis de laboratorio. Algunas personas solo necesitarán un control una o dos veces al año. Otras necesitarán acudir a la visita cada 3 meses.

Es posible que nunca desarrolle síntomas en toda su vida. Pero, si los tiene, asegúrese de comunicárselos a su equipo de atención médica para que pueda recibir el tratamiento adecuado.

La terapia primaria de la enfermedad de Waldenström puede comenzar cuando los síntomas se vuelven molestos o interfieren en la vida diaria.

Las personas que necesitan un alivio inmediato de los síntomas, como las que presentan síndrome de hiperviscosidad, pueden realizarse un procedimiento para reducir los anticuerpos IgM antes de iniciar la terapia primaria. Este procedimiento se llama intercambio de plasma.

Intercambio de plasma

El intercambio de plasma no trata directamente la enfermedad de Waldenström. Más bien, es una forma de aliviar los síntomas de la MW. También ayuda al organismo a prepararse para la terapia primaria, como el tratamiento dirigido o la quimioterapia.

El intercambio de plasma implica un proceso denominado plasmaféresis que separa el plasma de la sangre. El plasma es la parte líquida de la sangre sin las células sanguíneas. El plasma contiene el suero, un líquido claro y amarillento que transporta nutrientes, productos de desecho y proteínas como las inmunoglobulinas. En las personas con MW, el plasma contiene IgM anormales.

¿Quién forma parte de su equipo de atención médica?

El tratamiento de la MW requiere un abordaje en equipo. Algunos integrantes del equipo de atención médica lo acompañarán durante todo el tratamiento, en tanto otros estarán presentes durante ciertos momentos. Los miembros de su equipo deben comunicarse entre sí y trabajar juntos para aportar los mejores conocimientos de cada especialidad.

Su equipo estará dirigido por un oncólogo hematólogo, un experto especializado en tipos de cáncer de la sangre.

Otros miembros habituales del equipo son los médicos oncólogos, neurólogos, hematopatólogos, oftalmólogos, enfermeros, farmacéuticos, auxiliares médicos, orientadores del paciente, trabajadores sociales y otros especialistas.

En un intercambio de plasma, se extrae el plasma "viejo", con alto contenido de IgM, y se sustituye por plasma "nuevo", que no contiene IgM. Si no hay IgM en exceso en el organismo, los síntomas mejorarán rápidamente.

¿Quién debe realizarse un intercambio de plasma?

- Las personas con síntomas del síndrome de hiperviscosidad deben realizarse un intercambio de plasma lo antes posible. Después del intercambio de plasma, se debe iniciar el tratamiento de inmediato.

- Las personas con un nivel muy alto de IgM (6000 mg/dl o más), aunque no presenten síntomas de hiperviscosidad, deberían realizarse un intercambio de plasma.
- Las personas con un nivel elevado de IgM (4000 mg/dl o más) que recibirán tratamiento con rituximab (Rituxan) pueden realizarse un intercambio de plasma para evitar un aumento peligroso de IgM después del tratamiento con rituximab.

En particular, el tratamiento con rituximab puede provocar un aumento repentino de IgM ("exacerbación" de IgM). Este pico brusco de IgM puede causar el síndrome de hiperviscosidad y el empeoramiento de otras complicaciones. Por eso, reducir el nivel de IgM antes de recibir rituximab reduce el riesgo de posibles síntomas.

¿Qué sucede durante el intercambio de plasma?

El intercambio de plasma puede durar entre 2 y 3 horas. Se sentará en una silla reclinable o se recostará en una camilla. Durante este proceso:

1. Se coloca una vía intravenosa (IV) en una vena del brazo o del pecho (catéter central) para extraer parte de la sangre.
2. La sangre se introduce en una máquina que extrae el plasma de la sangre poco a poco.
3. El plasma de un donante o un sustituto líquido se mezcla con la sangre extraída y se le vuelve a introducir al organismo por vía IV.

¿Qué sucede después del intercambio de plasma?

Después del intercambio de plasma, el nivel de IgM en la sangre se controlará con mucha atención. Seguirá recibiendo sesiones de intercambio de plasma (por lo general, 2 o 3 en un plazo de pocos días) hasta que el nivel de IgM disminuya significativamente y desaparezcan los síntomas de hiperviscosidad. Sin embargo, estos efectos son de corta duración, por lo que la terapia primaria debe comenzar poco después de que finalice el intercambio de plasma.

Intercambio de plasma

El intercambio de plasma elimina las IgM de la sangre. En este proceso, se extrae sangre del organismo y se introduce en una máquina que separa el plasma (que contiene IgM) de las células sanguíneas. El plasma nuevo (sin IgM) se combina con las células sanguíneas extraídas y se devuelve al organismo.

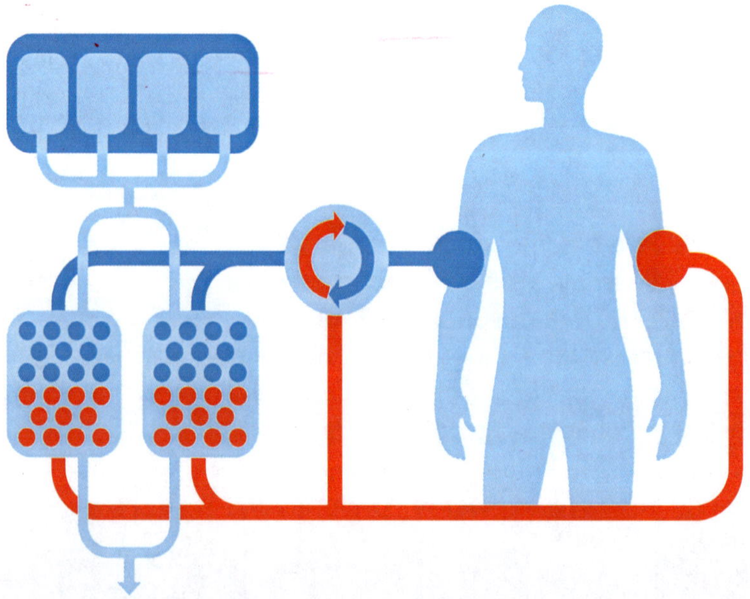

Si los síntomas de hiperviscosidad reaparecen, puede volver a realizarse el intercambio de plasma. Es habitual someterse al intercambio de plasma más de una vez antes de la terapia primaria.

Terapia primaria

La terapia primaria es el primer tratamiento que recibe. Los objetivos de la terapia primaria son aliviar los síntomas y reducir el riesgo de daño a los órganos.

Los dos tipos principales de terapia primaria utilizados para tratar la MW son el tratamiento dirigido y la quimioterapia.

- El tratamiento dirigido permite encontrar y atacar tipos específicos de células cancerosas.
- La quimioterapia detiene el crecimiento de las células cancerosas, ya sea eliminándolas o impidiendo su división.

Estos dos tipos de tratamiento pueden utilizarse individualmente o combinados entre sí.

Hay cuatro fármacos o combinaciones de fármacos que se recomiendan como terapia primaria. Los tratamientos preferidos son las que cuentan con más pruebas de que funcionan mejor y pueden ser más seguras que otras terapias. **Consulte la Guía 4.**

Aunque los tratamientos preferidos suelen elegirse en primer lugar, otros tratamientos recomendados también pueden ser una buena opción. **Consulte la Guía 5.** Es posible que otros tratamientos recomendados no funcionen tan bien como los tratamientos preferidos en algunas personas, pero, en general, siguen siendo útiles para tratar la MW.

Guía 4 **Tratamientos primarios preferidos para la MW** *(en orden alfabético)*
Bendamustina y rituximab
Ibrutinib
Ibrutinib y rituximab
Zanubrutinib

Guía 5 **Otros tratamientos primarios recomendados para la MW** *(en orden alfabético)*
Bendamustina
Bortezomib, rituximab y dexametasona
Carfilzomib, rituximab y dexametasona
Ixazomib, rituximab y dexametasona
Rituximab
Rituximab, ciclofosfamida y dexametasona
Rituximab, ciclofosfamida, bortezomib y dexametasona
Rituximab, ciclofosfamida y prednisona

Analicemos cada tipo de tratamiento utilizado como terapia primaria:

Rituximab

El rituximab (Rituxan) es un tratamiento con anticuerpos monoclonales, es decir, un tratamiento dirigido que utiliza un único tipo de anticuerpo para localizar las células cancerosas y unirse a ellas.

¿Cómo funciona?

El cuerpo fabrica anticuerpos naturales para combatir invasores nocivos como bacterias, virus e incluso células cancerosas.

El rituximab es un anticuerpo fabricado en laboratorio. Se dirige a una proteína llamada CD20. Esta proteína suele encontrarse en la superficie de las células sanguíneas cancerosas (incluidas las células de MW) y en algunas células sanguíneas normales. Cuando el rituximab encuentra la proteína CD20, se adhiere a ella. De este modo, el rituximab actúa como una baliza que ayuda al sistema inmunitario a encontrar y atacar esas células.

El rituximab también ataca a la proteína CD20 de algunas células sanguíneas sanas, lo que provoca algunos de los efectos secundarios del fármaco.

¿Cómo se administra?

El rituximab es un líquido que se inyecta lentamente en una vena o, a veces, justo debajo de la piel. Su equipo de tratamiento determinará la dosis (cantidad administrada), durante cuánto tiempo y con qué frecuencia se administrará.

El rituximab suele administrarse en combinación con otros tratamientos. También puede recibir medicación previa para evitar una reacción común denominada reacción a la infusión.

Reacción a la infusión

Infusión significa que el medicamento se introduce directamente en el torrente sanguíneo. Se produce una reacción a la infusión cuando el sistema inmunitario reacciona mal o de forma exagerada a una infusión. Las reacciones a la infusión son frecuentes cuando se recibe rituximab, a menudo cuando se recibe por primera vez.

La reacción puede producirse durante la infusión o al día siguiente. Puede aparecer como un ataque repentino de alergia y provocar picazón en la piel, erupción cutánea, urticaria, tos, escalofríos, fiebre, picazón u opresión en la garganta, hinchazón de los labios o la lengua o falta de aire.

Las reacciones graves a la infusión son menos frecuentes, pero más peligrosas. Una reacción grave puede causar anafilaxia, presión arterial baja, latidos irregulares, infarto o incluso la muerte.

Para prevenir o mitigar una reacción a la infusión, se le administrarán antialérgicos y paracetamol (Tylenol), y tal vez un esteroide. Además, la administración de la infusión puede ralentizarse para que el organismo pueda absorber el medicamento de forma más gradual.

A menudo, las reacciones a la infusión no son tan graves la segunda vez que se recibe rituximab. Pero si sigue teniendo reacciones adversas, se puede cambiar de tratamiento.

Exacerbación de IgM

El rituximab puede provocar que el nivel de IgM en la sangre aumente significativamente y se mantenga alto durante meses. Esto se llama exacerbación de IgM. El aumento de IgM puede empeorar otros efectos secundarios y hacer que la sangre se espese (síndrome de hiperviscosidad). Si la sangre se espesa lo suficiente, pueden aparecer síntomas graves, como hemorragias anormales, visión borrosa, dolores de cabeza o mareos.

Si el nivel de IgM en sangre es elevado (superior a 4000 mg/dl) o presenta síntomas de hiperviscosidad antes de iniciar el tratamiento con rituximab, su equipo puede recomendarle que se realice primero un intercambio de plasma. Esto se hace para ayudar a prevenir que los síntomas de hiperviscosidad comiencen o empeoren.

Si el nivel de IgM aumenta significativamente después de iniciar el tratamiento con rituximab, es posible que le realicen otro intercambio de plasma, aunque no tenga síntomas.

Otros efectos secundarios del rituximab
Presión arterial alta, náuseas, infecciones torácicas (respiratorias), debilidad, dolores corporales, dolores articulares, fiebre y escalofríos.

Inhibidores de BTK

Los inhibidores de BTK son otro tipo de tratamiento dirigido. Entre los inhibidores de BTK utilizados habitualmente para tratar la enfermedad de Waldenström, se incluyen los siguientes:

- Acalabrutinib (Calquence)
- Ibrutinib (Imbruvica)
- Zanubrutinib (Brukinsa)

Cómo funcionan
La MW comienza en las células inmunitarias (linfocitos) llamadas linfocitos B. Los linfocitos B contienen una proteína denominada tirosina cinasa de Bruton (BTK). La proteína BTK envía señales que ayudan a los linfocitos B a multiplicarse y mantenerse vivos. Pero incluso cuando los linfocitos B se vuelven cancerosos, la BTK sigue ayudando a estas células a desarrollarse. Así que son capaces de crear aún más linfocitos B cancerosos.

> **Sea su propio defensor. Haga muchas preguntas, incluso las que tenga miedo de hacer. Tiene que asegurarse de tomar las mejores decisiones para su situación particular".**

Los inhibidores de BTK son fármacos que bloquean (inhiben) el funcionamiento de la BTK, lo que ayuda a impedir que las células cancerosas sobrevivan y se multipliquen.

Cómo se administran
Los inhibidores de BTK se administran por vía oral mediante una píldora. A diferencia de la quimioterapia, que se administra periódicamente, los inhibidores de BTK se toman todos los días mientras sean eficaces para el paciente.

Efectos secundarios de los inhibidores de BTK
Los inhibidores de BTK pueden causar efectos secundarios graves. Entre ellos, se incluyen problemas del ritmo cardíaco, presión arterial alta, hemorragias excesivas e infecciones torácicas (como la neumonía).

Otros efectos secundarios frecuentes de los inhibidores de BTK son náuseas, diarrea, fatiga, dolor articular y muscular, dolor de cabeza y erupciones cutáneas.

La interrupción repentina de los inhibidores de BTK puede provocar la reaparición y el rápido empeoramiento de la MW. Una persona con MW que esté planificando cambiar a un nuevo tratamiento debe seguir tomando el inhibidor de BTK hasta que empiece el siguiente tratamiento. Sin embargo, si necesita interrumpir el tratamiento con el inhibidor de BTK debido a un procedimiento o cirugía, su médico puede indicarle cómo hacerlo de forma segura.

En pacientes con una mutación en el gen *CXCR4*, es posible que el inhibidor de BTK ibrutinib no funcione muy bien. Si su equipo está planificando un tratamiento con ibrutinib, se debe analizar la médula ósea o la sangre para detectar mutaciones en el *CXCR4*.

Inhibidores del proteasoma

Los inhibidores del proteasoma son un tipo de tratamiento dirigido que detiene la actividad celular, en particular, la de las células cancerosas. Existen tres inhibidores del proteasoma para el tratamiento de la MW:

- Bortezomib (Velcade)
- Carfilzomib (Kyprolis)
- Ixazomib (Ninlaro)

Cómo funcionan

Todas las células del cuerpo contienen pequeñas “máquinas” llamadas proteasomas. Los proteasomas se conocen como los trituradores de basura de la célula porque trituran, reciclan y eliminan los residuos celulares.

Los fármacos llamados inhibidores del proteasoma impiden que los proteasomas “saquen la basura”. Con los proteasomas desactivados, los residuos se acumulan gradualmente en el interior de la célula cancerosa. Cuando la célula ya no puede retener más, estalla y muere.

Cómo se administran

El bortezomib y el carfilzomib son medicamentos en forma líquida que se administran como inyecciones. El bortezomib se inyecta preferentemente justo debajo de la piel una vez a la semana. El carfilzomib se inyecta lentamente en una vena una vez (o dos veces) por semana. El ixazomib es una cápsula que se toma por vía oral, normalmente una vez a la semana. Los inhibidores del proteasoma se administran en combinación con rituximab y dexametasona.

Cómo funciona la terapia dirigida: Un ejemplo

Los fármacos de la terapia dirigida actúan de diferentes maneras. Una forma es bloqueando un proceso que mantiene viva la célula de MW. Uno de esos procesos: Proteasomas que eliminan las proteínas de desecho en las células de MW.

Pero un fármaco dirigido puede impedir que los proteasomas lleven a cabo este proceso. Si se detienen los proteasomas, las proteínas de desecho se acumulan en el interior de las células.

Con el tiempo, las células de MW se sobrecargan de proteínas de desecho y se destruyen.

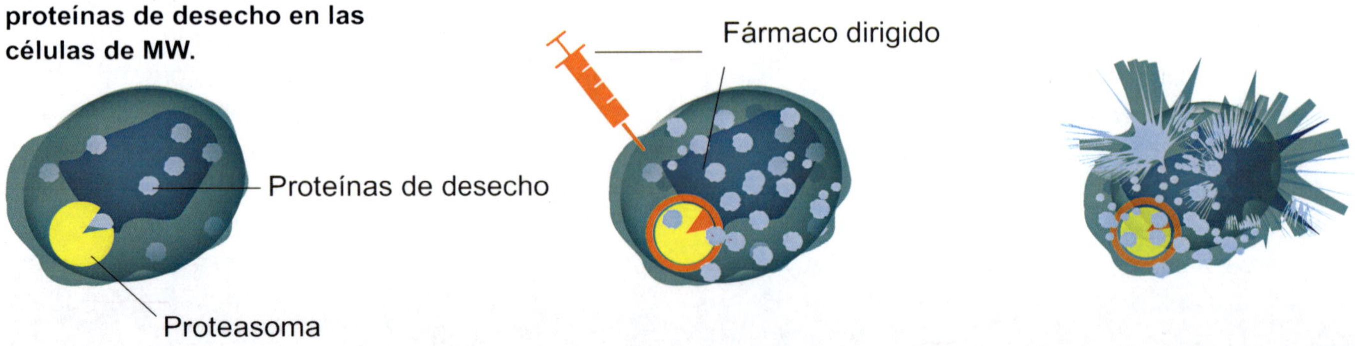

Seguirá recibiendo estos tratamientos durante el tiempo que le indique su proveedor de atención.

Herpes zóster

El herpes zóster es un posible efecto secundario de los inhibidores del proteasoma. El herpes zóster es una erupción cutánea dolorosa causada por el mismo virus que provoca la varicela. Los inhibidores del proteasoma pueden reactivar este virus. El herpes zóster suele aparecer en forma de ampollas en un lado del cuerpo o del rostro. El herpes zóster puede ser más frecuente en personas con sistemas inmunitarios debilitados.

Si un inhibidor del proteasoma forma parte de su plan de tratamiento, es posible que su proveedor le recomiende vacunarse contra el herpes zóster. Otra precaución: debe tomar un medicamento antivírico durante el tratamiento con proteasoma y durante unos meses después (independientemente de que se haya vacunado o no) para reducir el riesgo de herpes zóster.

Otros efectos secundarios de los inhibidores del proteasoma

El bortezomib puede causar neuropatía periférica en algunas personas. En las personas que ya padecen neuropatía, el bortezomib puede empeorarla. Otros efectos secundarios frecuentes son diarrea, náuseas, vómitos, estreñimiento y disminución del apetito.

El carfilzomib puede causar daños graves en el corazón, los pulmones y los riñones, especialmente en los adultos mayores. Si está tomando este medicamento, informe inmediatamente de cualquier síntoma relacionado con el corazón, los pulmones o los riñones.

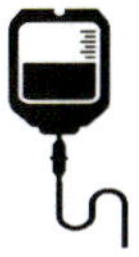

Quimioterapia

La quimioterapia trata el cáncer al destruir las células de rápida división de todo el cuerpo.

Efectos secundarios del tratamiento

El tratamiento para la MW puede destruir las células cancerosas, pero también puede destruir las células normales. El daño a las células normales puede causar efectos secundarios graves.

Los efectos secundarios son diferentes en cada persona. Algunos tienen muchos efectos secundarios, mientras que otros presentan pocos. El riesgo de efectos secundarios suele depender del medicamento específico administrado, la dosis y la duración del tratamiento.

La mayoría de los efectos secundarios aparecen cuando se inicia el tratamiento y cesan al finalizarlo. Sin embargo, algunos efectos secundarios pueden continuar después del tratamiento o pueden aparecer años después de haberlo terminado.

Avise a su equipo de tratamiento si tiene síntomas nuevos o si se ha agravado alguno de los síntomas que presentaba. Existen formas de ayudar a que se sienta mejor. También hay formas de prevenir algunos efectos secundarios.

Las células cancerosas se dividen rápidamente, pero también lo hacen algunas células normales. El daño a las células normales puede causar efectos secundarios potencialmente graves.

Cómo se administra

La quimioterapia suele administrarse en ciclos de varios meses. Un ciclo incluye varios días de tratamiento seguidos de un período más largo de descanso. Este período de descanso permite que el cuerpo se recupere antes de iniciar el próximo ciclo. Cada ciclo suele durar unas semanas.

Los medicamentos de quimioterapia utilizados para tratar la MW se administran en forma de infusiones IV. Esto significa que se inyectan lentamente en el torrente sanguíneo a través de una vena.

Se utilizan dos tipos de quimioterapia para la MW:

- Agentes alquilantes: la bendamustina (Treanda y Bendeka) y la ciclofosfamida (Cytoxan) pertenecen a un grupo de fármacos de quimioterapia denominados agentes alquilantes. Los agentes alquilantes dañan el ADN celular para impedir que las células se copien a sí mismas.
- Antimetabolitos: la cladribina y la fludarabina pertenecen a un grupo de medicamentos de quimioterapia denominados antimetabolitos. Los antimetabolitos actúan cambiando de lugar los componentes básicos del ADN celular y sabotean su capacidad para dividirse y multiplicarse.

La cladribina y la fludarabina pueden ser muy perjudiciales para las células madre de la médula ósea, que se dividen rápidamente. Por lo tanto, si existe la más mínima posibilidad de que se le realice un procedimiento llamado rescate de células madre en el futuro, su médico debe evitar o limitar el uso de cladribina y fludarabina.

El rescate de células madre se trata en detalle en el *Capítulo 4: Tratamientos para la MW previamente tratada*.

Efectos secundarios de la quimioterapia

Algunos de los efectos secundarios habituales de estos medicamentos de quimioterapia son fiebre, escalofríos, fatiga, náuseas, vómitos, diarrea, dolor de cabeza, pérdida de apetito, tos, dolor lumbar o lateral, mayor riesgo de infección y hemorragias o hematomas inusuales.

Esteroides

Los esteroides (abreviatura de corticosteroides) se utilizan ampliamente en medicina para reducir la hinchazón y la inflamación. También se utilizan en el tratamiento de la MW:

- Los esteroides aumentan la eficacia de la quimioterapia cuando estos fármacos se utilizan de forma conjunta.
- Los esteroides son tóxicos para los linfocitos B (las células inmunitarias donde se origina la MW).
- Los esteroides ayudan a reducir los efectos secundarios de la quimioterapia, como las náuseas y los vómitos.
- Los esteroides pueden disminuir la respuesta inmunitaria del organismo, lo que puede ayudar a prevenir una reacción alérgica al rituximab.

Los esteroides utilizados para el tratamiento de la MW son la dexametasona y la prednisona. Pueden administrarse en forma de píldora, líquido o inyección intravenosa.

Efectos secundarios de los esteroides

Los efectos secundarios habituales de los esteroides son sensación de hambre, problemas para dormir, cicatrización lenta de las heridas, malestar estomacal, debilidad muscular y pérdida de peso. Los esteroides también pueden provocar niveles altos de azúcar en sangre (hiperglucemia). Los esteroides hacen que algunas personas se sientan irritables y de mal humor. Los cambios de humor pueden producirse de un día para el otro.

Otros cuidados antes o durante el tratamiento

Control de IgA e IgG

El tratamiento con muchos de los regímenes de tratamiento sistémico recomendados puede provocar que los niveles de dos anticuerpos (IgA e IgG) sean demasiado bajos. Durante el tratamiento, se le realizarán análisis de sangre para garantizar que estos anticuerpos no se hayan reducido.

Sin embargo, si desarrolla síntomas relacionados con un nivel bajo de IgG, como infecciones repetidas, se le puede administrar una infusión de anticuerpos IgG sanos adicionales.

Prevención de la neumonía por *Pneumocystis*

La neumonía por *Pneumocystis* es una infección fúngica de los pulmones. Ocurre con mayor frecuencia en personas con sistemas inmunitarios débiles. Su médico puede recetarle un medicamento para reducir el riesgo de neumonía por *Pneumocystis* antes de iniciar el tratamiento con determinadas combinaciones de fármacos.

Ensayos clínicos

La participación en un ensayo clínico también es una opción para tratar la MW. Participar en un ensayo clínico le permite recibir tratamiento al tiempo que ayuda a los investigadores del cáncer a aprender más sobre esta enfermedad poco frecuente.

Un ensayo clínico es un tipo de estudio de investigación médica. Después de desarrollar y analizar en un laboratorio nuevas formas posibles de combatir el cáncer, es necesario estudiarlas en las personas.

Si en un ensayo clínico se determina que un fármaco, un dispositivo o un método de tratamiento es seguro y eficaz, es posible que lo apruebe la Administración de Alimentos y Medicamentos de los Estados Unidos (FDA).

Todas las personas con cáncer deben considerar atentamente todas las opciones de tratamiento que existen para tratar su tipo de cáncer, incluidos los tratamientos estándares y los ensayos clínicos. Converse con su médico para evaluar si tiene sentido participar en un ensayo clínico.

Fases

La mayoría de los ensayos clínicos sobre el cáncer se centran en el tratamiento y se realizan por fases.

- Los ensayos de **fase 1** estudian la seguridad y los efectos secundarios de un medicamento en investigación o un método de tratamiento.
- En los ensayos de **fase 2**, se evalúa el grado en que un medicamento o método actúa contra un tipo de cáncer específico.
- Los ensayos de **fase 3** prueban el medicamento o el método en comparación con el tratamiento estándar. Si los resultados son buenos, puede ser aprobado por la FDA.
- Los ensayos de **fase 4** estudian la seguridad y el beneficio de un tratamiento aprobado por la FDA.

¿Quién puede inscribirse?

Depende de las normas del ensayo clínico, denominadas criterios de elegibilidad. Las reglas pueden referirse a la edad, el tipo y la etapa del cáncer, los antecedentes de tratamiento o el estado de salud general. Estos garantizan que los participantes se asemejen en formas específicas y que el ensayo sea lo más seguro posible para los participantes.

Consentimiento informado

Un equipo de investigación administra los ensayos clínicos. Este grupo de expertos revisará el estudio con usted en detalle, incluidos el propósito, y los riesgos y beneficios de participar.

Toda esta información también se proporciona en un formulario de consentimiento informado. Lea el formulario detenidamente y haga preguntas antes de firmarlo. Tómese el tiempo que necesite para conversar con personas de su confianza. Tenga en cuenta que puede dejar el ensayo clínico y recibir un tratamiento fuera del ensayo clínico en cualquier momento.

¿Recibiré un placebo?

Los placebos (versiones inactivas de medicamentos reales) casi nunca se usan solos en los ensayos clínicos sobre el cáncer. Es frecuente recibir un placebo con el tratamiento estándar o un medicamento nuevo con el tratamiento estándar. Antes de inscribirse, se le informará, verbalmente y por escrito, si el ensayo clínico tiene previsto el uso de un placebo.

¿Los ensayos clínicos son gratuitos?

No tiene que pagar nada para inscribirse en un ensayo clínico. El patrocinador del estudio paga los costos relacionados con la investigación. No obstante, se le pedirá que cubra los gastos médicos típicos o habituales. Esta atención suele facturarse a su seguro. También deberá pagar otros servicios, como transporte o servicios de cuidado infantil, debido a las consultas adicionales.

Pruebas después del tratamiento

Después de la terapia primaria, le realizarán pruebas para comprobar lo bien que ha funcionado el tratamiento. Las pruebas incluirán probablemente un examen físico, análisis de sangre y exploraciones de diagnóstico por imágenes del tórax, el abdomen y la pelvis. También se le preguntará si tiene algún síntoma nuevo o que haya empeorado.

El nivel de IgM indica el efecto que tiene el tratamiento

La concentración de IgM en la sangre es el principal indicador de la eficacia del tratamiento. Un nivel más bajo de IgM suele significar que el tratamiento está funcionando. Es posible que necesite dos (o más) análisis de sangre distintos para confirmar el nivel de IgM.

Dónde buscar ensayos clínicos

En los Estados Unidos

Centros oncológicos de NCCN
NCCN.org/cancercenters

The National Cancer Institute (NCI)
cancer.gov/about-cancer/treatment/clinical-trials/search

En el mundo

The U.S. National Library of Medicine (NLM)
clinicaltrials.gov/

¿Necesita ayuda para buscar un ensayo clínico?

Servicio de Información de Cáncer (Cancer Information Service, CIS) del NCI
+1 800.4.CANCER (+1 800.422.6237)
cancer.gov/contact

Sin embargo, el nivel de IgM no siempre refleja la cantidad de células cancerosas destruidas. Algunos medicamentos pueden hacer fluctuar los niveles de IgM, lo que dificulta saber en qué medida el tratamiento ayudó a reducir el cáncer.

Por ejemplo, el rituximab (Rituxan) puede hacer que los niveles de IgM aumenten durante semanas o meses (exacerbación de IgM). El bortezomib (Velcade) puede hacer que los niveles de IgM disminuyan sin destruir las células cancerosas, lo que da la falsa impresión de que el tratamiento fue eficaz. Además, algunos medicamentos pueden tardar más que otros en reducir los niveles de IgM.

Biopsia si la IgM no es clara

A veces, puede haber un desajuste entre el nivel de IgM en la sangre y la eficacia del tratamiento. Si los síntomas mejoran y parece que está respondiendo al tratamiento, pero el nivel de IgM en sangre sigue siendo alto, es posible que el médico solicite una biopsia de médula ósea para tener una idea más clara de la cantidad de cáncer que le queda. (Consulte la barra lateral de *Transformación*).

Por eso, el nivel de IgM no es el único factor utilizado para determinar si el tratamiento tuvo éxito.

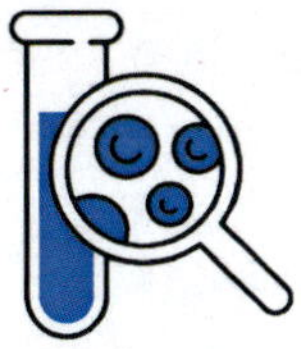

Transformación

Aunque es poco frecuente, es posible que un linfoma de crecimiento lento como la MW se transforme en un linfoma de crecimiento rápido. Una de las razones por las que su equipo de atención médica puede decidir realizar una biopsia es para descartar la transformación en un linfoma de crecimiento rápido.

Un cambio en los síntomas puede ser un signo de transformación. Los síntomas incluyen fiebre, sudoración nocturna y gran pérdida de peso inexplicables. Otros síntomas incluyen el agrandamiento de los ganglios linfáticos y los órganos.

Si las pruebas revelan que la MW se ha transformado, consulte información sobre los linfomas difusos de linfocitos B grandes en NCCN.org/patientguidelines y en la aplicación NCCN Patient Guides for Cancer.

¿Cuándo se interrumpe el tratamiento?

La finalización del tratamiento depende del tipo de tratamiento elegido y de su eficacia.

Si el nivel de IgM desciende hasta un nivel normal y no hay síntomas, el tratamiento funcionó bien.

Si la IgM sigue aumentando y los síntomas persisten o empeoran, el tratamiento no funcionó. Esta respuesta se denomina enfermedad progresiva, porque el cáncer sigue avanzando (progresando).

En muchos pacientes con MW, la respuesta al tratamiento se sitúa entre estos dos extremos. Cualquiera sea el caso, el tratamiento ulterior depende de si tiene o no síntomas después de la terapia primaria:

Con síntomas después del tratamiento

Si los síntomas persisten o empeoran después de la terapia primaria, seguirá recibiendo tratamiento. Normalmente, su médico le pedirá que cambie a un tratamiento distinto del que recibió como terapia primaria. El lado positivo es que hay muchos otros tratamientos disponibles. (Lea más sobre esto en el *Capítulo 4: Tratamientos para la MW previamente tratada*).

Sin síntomas después del tratamiento

Si los síntomas de la MW desaparecen, no necesitará más tratamiento por el momento. (Los síntomas de otra enfermedad no relacionada, como la diabetes, pueden no desaparecer). Sin embargo, si recibió un inhibidor de BTK, deberá seguir tomándolo indefinidamente, a menos que reaparezcan los síntomas.

Su médico o equipo de atención médica continuará controlando el nivel de IgM periódicamente durante el resto de su vida. Al principio, estas visitas serán más frecuentes (cada pocos meses durante varios años). Al margen de estas visitas, podrá llevar una vida muy parecida a la que llevaba antes de que le diagnosticaran la MW.

Si el nivel de IgM empieza a aumentar de nuevo, no significa que automáticamente necesite más tratamiento. Solo se necesita más tratamiento si reaparecen los síntomas. (Lea más sobre esto en el *Capítulo 4: Tratamientos para la MW previamente tratada*).

¿Cuál es el siguiente paso?

La MW es una enfermedad para toda la vida. Es frecuente que los síntomas de la MW reaparezcan (recidiva) después de la terapia y que sea necesario un tratamiento adicional.

Las personas con MW que no han tenido éxito con la terapia también necesitan más tratamiento. En el capítulo siguiente, se explican los tratamientos disponibles cuando los síntomas de la MW reaparecen o no desaparecen.

Puntos clave

- La MW solo requiere tratamiento si causa síntomas.
- La espera vigilante consiste en controles periódicos, no en el tratamiento.
- Las personas con síntomas de síndrome de hiperviscosidad deben someterse a intercambio de plasma de inmediato para aliviar los síntomas y evitar daños en los órganos.
- Las personas sin síntomas de hiperviscosidad, pero con un nivel elevado de IgM, también pueden realizarse un intercambio de plasma antes de iniciar un tratamiento que incluya rituximab.
- El tratamiento dirigido, la quimioterapia o ambos se utilizan para tratar la MW que causa síntomas.
- Si los síntomas persisten o empeoran después de la terapia primaria, puede recibir más tratamiento, pero normalmente uno diferente del que ya ha recibido.

Preguntas para hacer

- ¿Cuándo debería comenzar el tratamiento? ¿Cuánto tiempo toma el tratamiento?
- ¿Cuánto tiempo tengo para pensar en mis opciones u obtener una segunda opinión?
- ¿Mi edad, mi estado de salud general u otros factores afectarán mis opciones de tratamiento?
- ¿Qué riesgos o efectos secundarios tienen los tratamientos que usted recomienda? ¿Qué puedo hacer para reducir los efectos secundarios?
- ¿Cuánta experiencia tiene en el tratamiento de la MW?

4

Tratamientos para la MW previamente tratada

La macroglobulinemia de Waldenström (MW) suele reaparecer en algún momento después del tratamiento. Esto se denomina recidiva. La MW recidivante se trata con el tratamiento que ha recibido anteriormente o con un tratamiento por completo diferente.

La macroglobulinemia de Waldenström suele reaparecer con el tiempo, tal vez muchos meses o incluso muchos años después del tratamiento anterior. Esto se denomina recidiva y requiere un tratamiento independiente. En algunas personas, la MW puede reaparecer más de una vez.

En otras personas, la enfermedad de Waldenström puede volverse resistente al tratamiento, o los efectos del tratamiento no duran mucho. Estas personas pueden solicitar un tratamiento diferente.

Las personas en las que los síntomas no han desaparecido, o en las que la MW sigue progresando después del tratamiento primario, también necesitan recibir otro tratamiento.

Opciones para otros tratamientos

Aunque ya haya recibido tratamiento, aún dispone de muchos otros tratamientos para elegir.

La elección del tratamiento puede depender del tratamiento que haya recibido antes, de si funcionó o durante cuánto tiempo lo hizo y de los efectos secundarios que provocó.

También deben tenerse en cuenta sus preferencias personales sobre el tratamiento. Pregunte a su equipo cómo se administran los distintos fármacos, cuánto dura el tratamiento, qué efectos secundarios pueden producirse, si está cubierto por su seguro y cualquier otra duda que tenga.

Mismo tratamiento

Es posible que se le ofrezca el mismo tratamiento que recibió en la terapia primaria, en especial si el tratamiento fue eficaz durante mucho tiempo y no causó efectos secundarios significativos.

Algunos medicamentos de quimioterapia deben elegirse con cuidado cuando se administran más de una vez. Cuanto más los utilice, más tóxicos serán para su organismo.

Tratamiento diferente

En lugar de repetir la terapia primaria, se recomienda un tipo de tratamiento diferente en los siguientes casos:

- La MW reaparece en los dos años siguientes al tratamiento primario.
- Los síntomas de la MW no desaparecen después del tratamiento primario.
- La MW empeora (progresa) después del tratamiento primario.
- El tratamiento primario fue muy intenso o causó efectos secundarios graves.

Los tratamientos preferidos para la MW previamente tratada se mencionan en la **Guía 6**. Los tratamientos recomendados se mencionan en la **Guía 7.**

Aunque no figuran en esta lista, también existen tratamientos adicionales que pueden utilizarse en determinadas circunstancias.

Guía 6 **Tratamientos preferidos para la MW tratada previamente** *(en orden alfabético)*
Bendamustina y rituximab
Ibrutinib
Ibrutinib y rituximab
Rituximab, ciclofosfamida y dexametasona
Zanubrutinib

Guía 7 **Otros tratamientos recomendados para la MW tratada previamente** *(en orden alfabético)*
Acalabrutinib
Bortezomib, rituximab y dexametasona
Ixazomib, rituximab y dexametasona
Rituximab, ciclofosfamida y prednisona
Venetoclax

Si la MW reaparece más de una vez, es posible que se le ofrezca un procedimiento denominado quimioterapia de dosis alta con rescate de células madre autólogas (TDA/RCMA).

TDA/RCMA

La quimioterapia de dosis alta (TDA) con rescate con células madre autólogas (RCMA) es una opción de tratamiento solo para determinadas personas con MW recidivante. Se utiliza principalmente para las personas en las que los tratamientos anteriores no redujeron el cáncer (o no lo redujeron durante mucho tiempo) y para las que tienen MW con amiloidosis.

La TDA/RCMA es un tratamiento intenso y complicado. Sin embargo, el concepto es bastante sencillo: destruye las células cancerosas del organismo y las sustituye por células sanas.

Las células sanas son células madre. Una célula madre es una célula básica e inmadura que se transforma en cualquier otro tipo de célula. Las células madre de la TDA/RCMA se denominan células madre hematopoyéticas (que producen sangre) porque se convierten en células sanguíneas maduras.

Así funciona la TDA/RCMA:

- **Preparación:** primero, se administran inyecciones de factores de crecimiento para estimular la producción de células madre en el organismo.
- **Extracción:** se extrae sangre de una vena del brazo y se introduce en un dispositivo médico. El dispositivo separa (cosecha) las células madre de la sangre y devuelve la sangre restante al organismo por el otro brazo. Las células madre extraídas se congelan y almacenan para mantenerlas vivas.
- **Destrucción:** luego, se le administran altas dosis de quimioterapia para destruir las células cancerosas del organismo. Esto también aniquila el sistema inmunitario. Se toman precauciones especiales para darle protección contra las infecciones.

- **Trasplante:** después de la quimioterapia, las células madre extraídas se devuelven lentamente al torrente sanguíneo a través de una vena (transfusión). Las células madre trasplantadas viajan hasta la médula ósea y comienzan a producir gradualmente nuevas células sanguíneas sanas. (Las células trasplantadas "rescatan" la médula ósea).

La TDA/RCMA es un tratamiento complejo. También conlleva el riesgo de los efectos secundarios de la quimioterapia. No está indicado para todas las personas. Su equipo de tratamiento tendrá en cuenta su estado general de salud, su edad y otros factores para decidir si este procedimiento es adecuado para usted.

También es importante saber que ciertos medicamentos de quimioterapia (fludarabina y cladribina) pueden dañar las células madre. Si su médico considera que es probable que reciba TDA/RCMA en el futuro, no debe tomar estos medicamentos como terapia inicial.

Apoyo adicional

La principal preocupación de la mayoría de los pacientes es encontrar un tratamiento que funcione. Sin embargo, el cáncer no se limita al tratamiento. El tratamiento del cáncer puede ser una montaña rusa que incluye muchos desafíos físicos y emocionales adicionales. Es importante que sepa que puede obtener apoyo para estos desafíos.

Quimioterapia de dosis alta con rescate de células madre autólogas

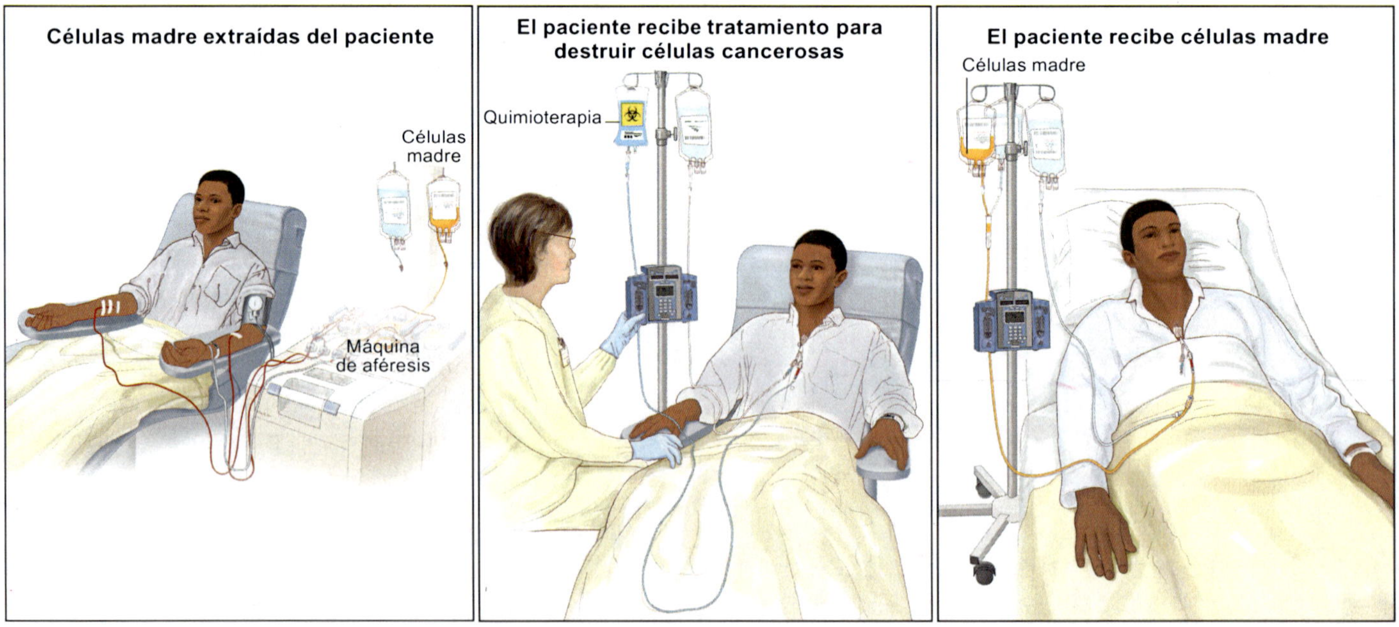

Supervivencia

La supervivencia se centra en la salud y el bienestar de una persona con cáncer desde el diagnóstico hasta el final de su vida. Esto incluye los efectos físicos, mentales, emocionales, sociales y económicos del cáncer que comienzan en el momento del diagnóstico, continúan durante el tratamiento y la recuperación, y surgen después.

La supervivencia también incluye preocupaciones por los cuidados de seguimiento, los efectos tardíos del tratamiento, la recurrencia del cáncer, los cuidados preventivos adecuados a la edad y la calidad de vida. El apoyo de familiares, amigos y cuidadores también es una parte importante de la supervivencia.

Lea más sobre la supervivencia en NCCN.org/patientguidelines y en la aplicación NCCN Patient Guides for Cancer.

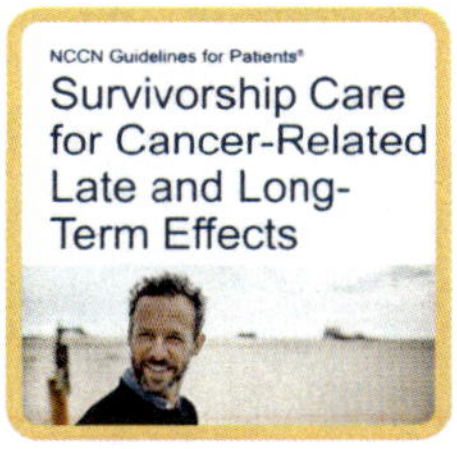

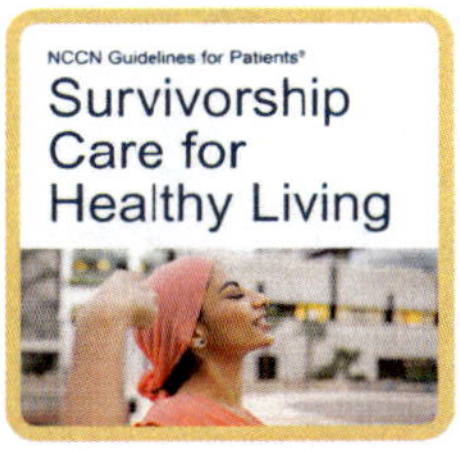

Tratamiento complementario

El tratamiento complementario ayuda a mejorar su calidad de vida durante el tratamiento del cáncer y después de este. El objetivo del tratamiento complementario es prevenir o controlar los efectos secundarios y los síntomas, como el dolor y la fatiga relacionados con el cáncer. El tratamiento complementario también aborda los problemas mentales, sociales y espirituales a los que se enfrentan las personas con cáncer.

El tratamiento complementario se aplica en cualquier estadio de la enfermedad, no solo al final de la vida. Está disponible para todas las personas con cáncer y sus familias. También se denomina cuidados paliativos.

El tratamiento complementario también puede ayudar en los siguientes aspectos:

- Toma de decisiones sobre el tratamiento.
- Coordinación de la atención médica.
- Pago de la atención médica.
- Planificación anticipada de la atención y relacionada con el final de la vida.

Haga preguntas y comuníquese con su equipo de tratamiento si necesita más información sobre el tratamiento complementario. Algunos centros médicos cuentan con orientadores de pacientes u otros miembros del personal que coordinan los tratamientos complementarios no clínicos.

Puede encontrar más información sobre el tratamiento complementario en NCCN.org/patientguidelines y en la aplicación NCCN Patient Guides for Cancer.

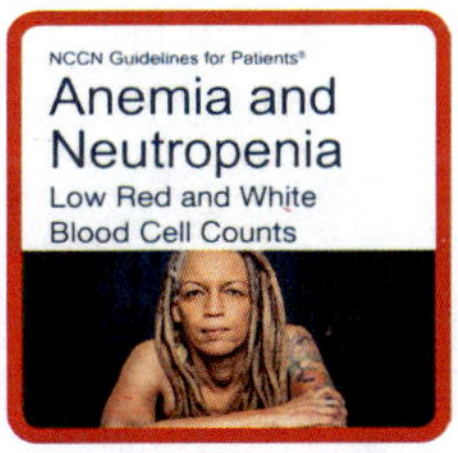

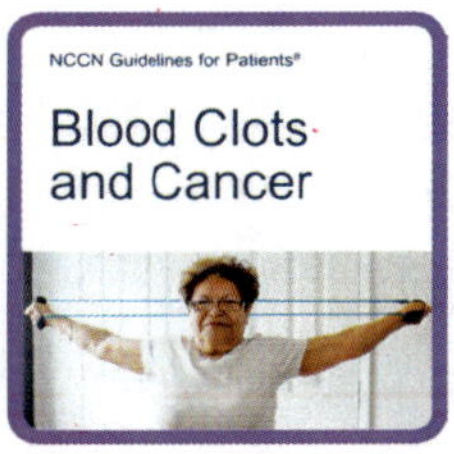

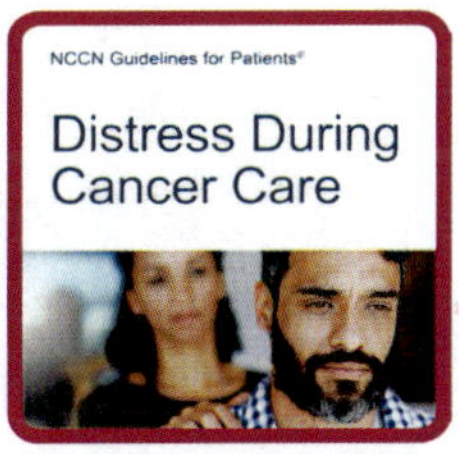

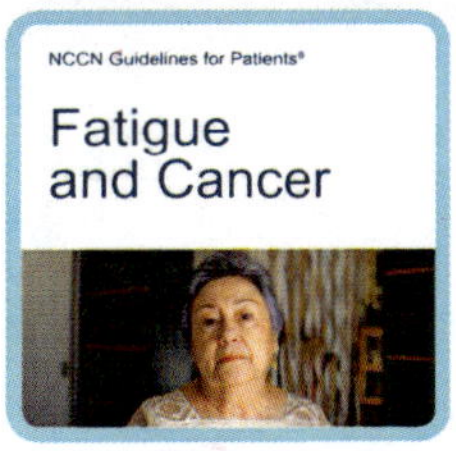

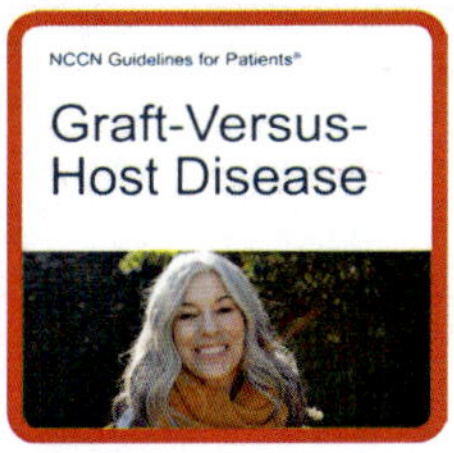

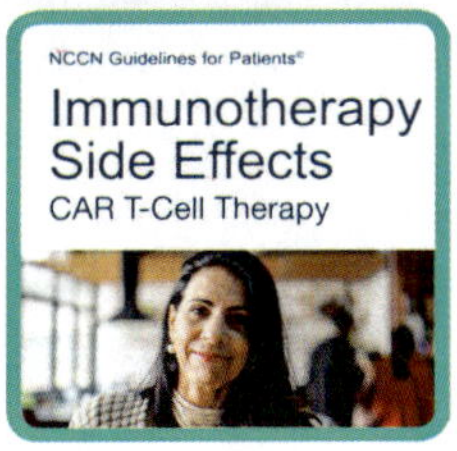

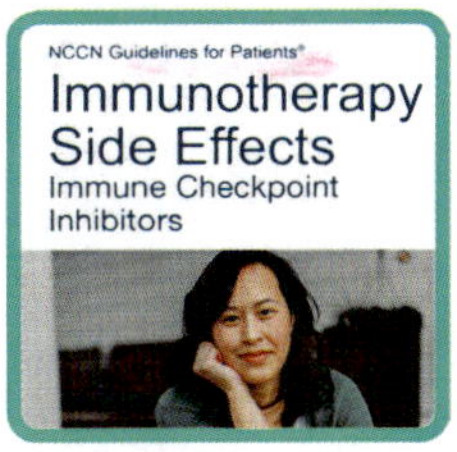

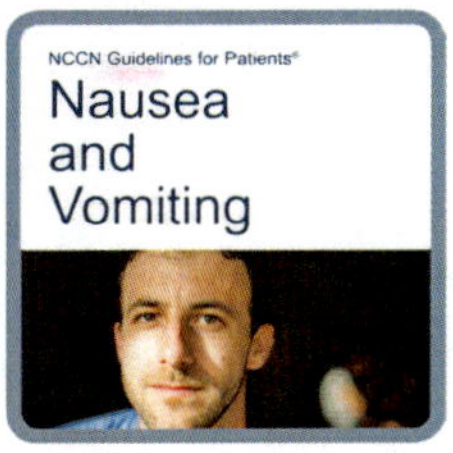

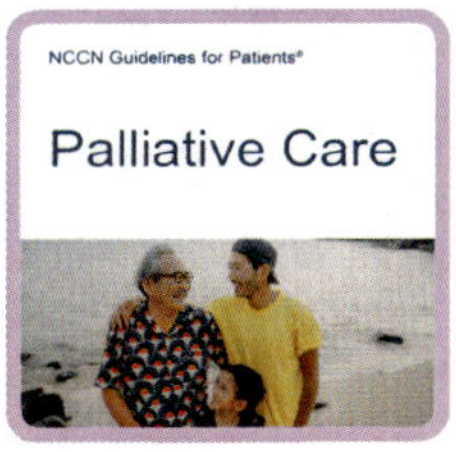

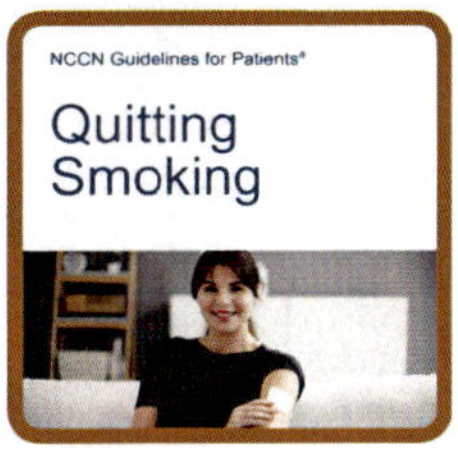

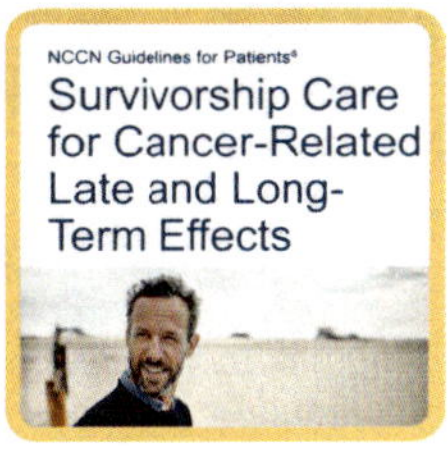

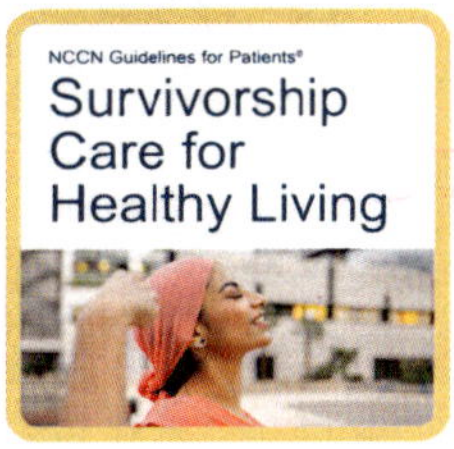

Puntos clave

- La MW puede reaparecer después del tratamiento primario. Esto se llama recidiva, y es común en las personas con MW.
- La MW recidivante se puede tratar con la misma terapia que recibió antes o con una terapia diferente, según las circunstancias.
- A veces, la MW puede volverse resistente al tratamiento, o los efectos del tratamiento no duran mucho. Las personas con MW resistente a un tratamiento pueden recibir un tratamiento diferente.
- La quimioterapia a dosis altas con rescate de células madre autólogas puede ser una opción para ciertas personas cuya MW reaparece más de una vez después de tratamientos anteriores.
- Controlar los efectos a largo plazo del cáncer y su tratamiento, mantener la calidad de vida y seguir en contacto con familiares, amigos y cuidadores son aspectos importantes de la supervivencia.
- El tratamiento complementario se aplica en cualquier estadio de la enfermedad, no solo al final de la vida.

Preguntas para hacer

- ¿Está sugiriendo opciones de tratamiento de NCCN Guidelines, o ha modificado el enfoque del tratamiento en mi situación?
- ¿Qué precauciones debo tener en cuenta al elegir otro tratamiento?
- ¿Qué pasa si dejo el tratamiento?
- ¿Qué ocurre si se me acaban las opciones de tratamiento?

5
Otros recursos

¿Quiere saber más? Aquí le explicamos cómo obtener ayuda adicional.

Además de la ayuda de sus proveedores, los recursos que se mencionan en la sección a continuación ofrecen apoyo a las personas con MW y enfermedades similares. Consulte la lista y visite los sitios web que se indican para obtener más información sobre estas organizaciones.

Qué más hay que saber

Este libro puede ayudarle a mejorar su atención oncológica. En él, se explican con claridad las recomendaciones de los expertos y se sugieren preguntas que puede hacerle a su equipo de atención médica. Pero no es el único recurso que tiene.

Puede recibir tanta información y ayuda como necesite. A muchas personas les interesa saber más sobre los siguientes temas:

- Encontrar un especialista que sea experto en su cáncer.
- Los efectos secundarios del tratamiento y el tratamiento para estos efectos secundarios.
- La participación en la elección del tratamiento y en otras decisiones.
- Tratar la MW al mismo tiempo que se afrontan otros problemas de salud.
- Obtener ayuda económica.

Qué más hacer

Su centro de salud puede ayudar con los próximos pasos. Suelen disponer de recursos *in situ* para ayudar a satisfacer sus necesidades y encontrar respuestas a sus preguntas. Los centros de salud también pueden informarle de los recursos existentes en su comunidad.

Dónde obtener ayuda

BMT InfoNet
bmtinfonet.org

Cancer*Care*
cancercare.org

Imerman Angels
imermanangels.org

International Waldenstrom's Macroglobulinemia Foundation
iwmf.com

National Bone Marrow Transplant Link (nbmtLINK)
nbmtlink.org

National Coalition for Cancer Survivorship
canceradvocacy.org

NMDP
nmdp.org

The Leukemia & Lymphoma Society
lls.org/patient-support

Triage Cancer
triagecancer.org

Preguntas para hacer

- ¿Puede recomendarme algún ensayo clínico en el que pueda participar?
- ¿Cuánto cuesta el tratamiento? ¿Cómo puedo averiguar cuánto cubrirá mi compañía de seguro médico?
- ¿Con quién debo hablar sobre vivienda, preparación de comidas y otras necesidades básicas?
- ¿Qué ayudas existen para el transporte, el cuidado de los niños y la atención domiciliaria?
- ¿Hay otros servicios disponibles para mí y mis cuidadores?

¡Nos interesan sus comentarios!

Nuestro objetivo es brindar información útil y fácil de entender sobre el cáncer. Realice nuestra encuesta para decirnos qué hicimos bien y qué podríamos mejorar.
NCCN.org/patients/feedback

El cáncer no se limita al tratamiento. El tratamiento del cáncer puede ser una montaña rusa que incluye muchos desafíos físicos y emocionales adicionales. Es importante que sepa que puede obtener apoyo para estos desafíos.

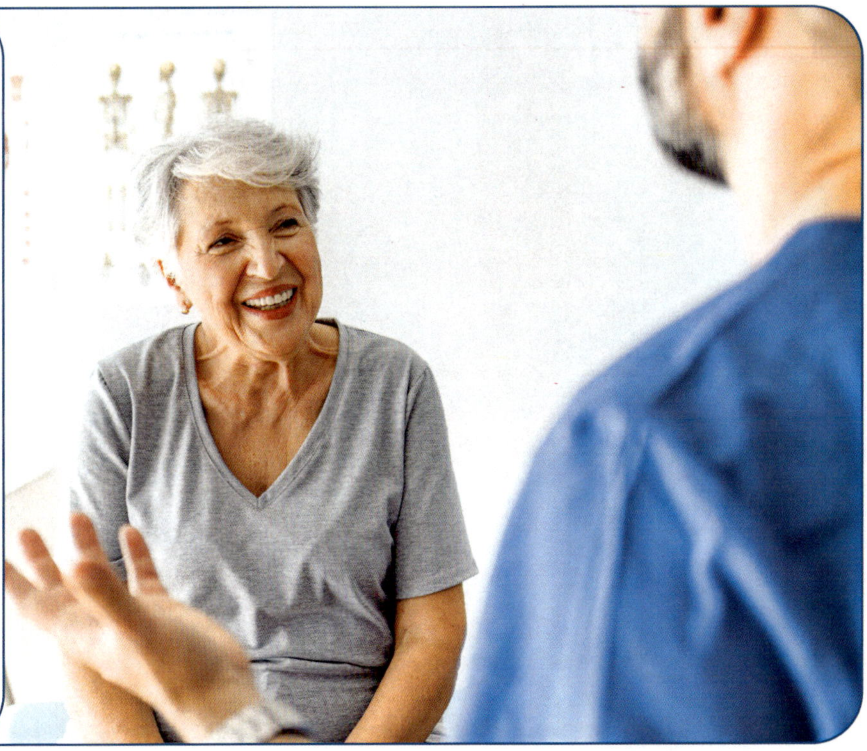

Palabras que debe conocer

amiloidosis
Acumulación nociva de una proteína anormal llamada amiloide.

anemia
Afección médica en la que la cantidad de glóbulos rojos sanos es demasiado baja para transportar suficiente oxígeno al resto del organismo.

anticuerpo
Proteína producida por los glóbulos blancos para combatir las infecciones. También llamada inmunoglobulina.

aspiración de médula ósea
Procedimiento mediante el que se extrae una muestra líquida de médula ósea para detectar una enfermedad.

biopsia de médula ósea
Procedimiento que se usa para extraer una pequeña cantidad de médula ósea sólida para detectar una enfermedad.

célula plasmática
Tipo de glóbulo blanco que produce grandes cantidades de un tipo de anticuerpo.

células linfoplasmocíticas
Células que presentan características tanto de linfocitos como de células plasmáticas.

ensayo clínico
Tipo de estudio de investigación para evaluar la eficacia de pruebas y medicamentos en investigación en las personas.

espera vigilante
Período de conducta expectante del crecimiento o la aparición del cáncer mientras no se recibe tratamiento.

exacerbación de IgM
Aumento temporal del nivel de IgM en la sangre.

ganglio linfático
Pequeña estructura en forma de frijol que combate las enfermedades en el sistema inmunitario.

hematopatólogo
Experto en el diagnóstico de enfermedades de la sangre y la médula ósea.

hemograma completo
Análisis de sangre que mide la cantidad de células sanguíneas en una muestra.

herpes zóster
Erupción dolorosa que se produce cuando el virus que causa la varicela se reactiva en el organismo.

hiperviscosidad
Sangre anormalmente espesa debido a niveles elevados de inmunoglobulina M (IgM).

inmunoglobulina
Proteína producida por los glóbulos blancos que ayuda al organismo a combatir las infecciones. También se denomina anticuerpo.

inmunoglobulina M (IgM)
Es el primer anticuerpo (inmunoglobulina) que produce el sistema inmunitario para combatir una nueva infección. La IgM suele encontrarse en grandes cantidades en las personas con MW.

intercambio de plasma
Procedimiento que consiste en separar y extraer plasma de la sangre.

linfocito
Tipo de célula inmunitaria producida en la médula ósea y presente en la sangre y en el tejido linfático.

linfocito B
Tipo de glóbulo blanco (linfocito) que fabrica anticuerpos para combatir las infecciones.

linfoma
Cáncer que comienza en los glóbulos blancos llamados linfocitos.

linfoma linfoplasmocítico (LPL)
Tipo de linfoma que se origina en la médula ósea y puede provocar una escasez de células sanguíneas necesarias para el organismo. La macroglobulinemia de Waldenström es la forma más común de LPL.

médula ósea
Tejido blando similar a una esponja que está en el centro de la mayoría de los huesos donde se producen las células sanguíneas.

neurólogo
Experto en trastornos del sistema nervioso.

neuropatía periférica
Daño nervioso que causa dolor, entumecimiento, hormigueo, sensación de quemazón, hinchazón o debilidad en diferentes partes del cuerpo.

progresión
Crecimiento o propagación del cáncer después de haberse analizado o tratado.

quimioterapia
Tratamiento con fármacos que elimina las células de rápido crecimiento, tanto las cancerosas como las normales.

quimioterapia de dosis alta con rescate de células madre autólogas (TDA/RCMA)
Tratamiento que elimina la médula ósea con quimioterapia intensa y luego la restaura con células madre sanas del mismo paciente.

reacción a la infusión
Una respuesta adversa o hiperreactiva del sistema inmunitario a un tratamiento de infusión.

recidiva
El retorno o el agravamiento del cáncer después de un período de mejoría.

sistema inmunitario
Defensa natural del cuerpo contra las infecciones y las enfermedades.

tratamiento dirigido
Uso de medicamentos capaces de identificar y atacar las células cancerosas.

Colaboradores de NCCN

Esta guía para pacientes se basa en NCCN Clinical Practice Guidelines in Oncology (NCCN Guidelines®) para macroglobulinemia de Waldenström/linfoma linfoplasmocítico, versión 3.2025. Fue adaptada, revisada y publicada con la colaboración de las siguientes personas:

Dorothy A. Shead, máster en Ciencias
Directora ejecutiva de Operaciones de Información para Pacientes

John Murphy
Redactor médico sénior

Susan Kidney
Especialista ejecutiva en Diseño Gráfico

La elaboración de NCCN Clinical Practice Guidelines in Oncology (NCCN Guidelines®) para macroglobulinemia de Waldenström/linfoma linfoplasmocítico, versión 3.2025, estuvo a cargo de los siguientes miembros del panel de NCCN:

Dr. Shaji K. Kumar
Mayo Clinic Comprehensive Cancer Center

Dra. Natalie S. Callander, vicepresidenta
University of Wisconsin Carbone Cancer Center

Dra. Kehinde Adekola, máster en Ciencias de la Investigación Clínica
Robert H. Lurie Comprehensive Cancer Center of Northwestern University

Dr. Larry D. Anderson, Jr., doctor en Medicina
UT Southwestern Simmons Comprehensive Cancer Center

* Dr. Muhamed Baljevic
Vanderbilt-Ingram Cancer Center

Dr. Rachid Baz
Moffitt Cancer Center

Dra. Erica Campagnaro
University of Michigan Rogel Cancer Center

Dra. Caitlin Costello
UC San Diego Moores Cancer Center

Dr. Christopher D'Angelo
Fred & Pamela Buffett Cancer Center

Dr. Benjamin Derman
The UChicago Medicine Comprehensive Cancer Center

* Dr. Srinivas Devarakonda
The Ohio State University Comprehensive Cancer Center – James Cancer Hospital and Solove Research Institute

Dra. Noura Elsedawy
St. Jude Children's Research Hospital/ The University of Tennessee Health Science Center

* Dr. Amandeep Godara
Huntsman Cancer Institute, Universidad de Utah

Dra. Kelly Godby
O'Neal Comprehensive Cancer Center, UAB

Dr. Jens Hillengass, doctor en Medicina
Roswell Park Comprehensive Cancer Center

Dra. Leona Holmberg, doctora en Medicina
Fred Hutchinson Cancer Center

Dr. Myo Htut
City of Hope National Medical Center

Dra. Carol Ann Huff
Johns Hopkins Kimmel Cancer Center

Dra. Malin Hultcrantz, doctora en Medicina
Memorial Sloan Kettering Cancer Center

Dr. Yubin Kang
Duke Cancer Institute

Dra. Sarah Larson
UCLA Jonsson Comprehensive Cancer Center

Dr. Hans C. Lee
The University of Texas MD Anderson Cancer Center

Dra. Michaela Liedtke
Stanford Cancer Institute

Dr. Thomas Martin
UCSF Helen Diller Family Comprehensive Cancer Center

Dr. James Omel
Defensor de pacientes

Dr. Timothy Robinson, doctor en Medicina
Yale Cancer Center/Smilow Cancer Hospital

Dr. Aaron Rosenberg
UC Davis Comprehensive Cancer Center

* Dra. Shayna R. Sarosiek
Dana-Farber/Brigham and Women's Cancer Center

Dr. Mark A. Schroeder
Siteman Cancer Center, Barnes-Jewish Hospital and Washington University School of Medicine

Dr. Daniel Sherbenou, doctor en Medicina
University of Colorado Cancer Center

Dra. Attaya Suvannasankha
Indiana University Melvin and Bren Simon Comprehensive Cancer Center

Dr. Jason Valent
Case Comprehensive Cancer Center/ University Hospitals Seidman Cancer Center and Cleveland Clinic Taussig Cancer Institute

Dra. Asya Nina Varshavsky-Yanovsky, doctora en Medicina
Fox Chase Cancer Center

Dr. Dan Vogl
Abramson Cancer Center en University of Pennsylvania

NCCN

Emily Kovach
Especialista en Diseño de Guías

Rashmi Kumar, doctora en Medicina
Directora ejecutiva de Contenidos Clínicos

Megan Lyons, máster en Ciencias
Científica adjunta/redactora médica

* Revisaron esta guía para pacientes. Para divulgaciones, visite NCCN.org/disclosures.

Centros oncológicos de NCCN

Abramson Cancer Center,
University of Pennsylvania
Filadelfia, Pensilvania
+1 800.789.7366 • pennmedicine.org/cancer

Case Comprehensive Cancer Center/
University Hospitals Seidman Cancer Center and
Cleveland Clinic Taussig Cancer Institute
Cleveland, Ohio
UH Seidman Cancer Center
+1 800.641.2422 • uhhospitals.org/services/cancer-services
CC Taussig Cancer Institute
+1 866.223.8100 • my.clevelandclinic.org/departments/cancer
Case CCC
+1 216.844.8797 • case.edu/cancer

City of Hope National Medical Center
Duarte, California
+1 800.826.4673 • cityofhope.org

Dana-Farber/Brigham and Women's Cancer Center |
Mass General Cancer Center
Boston, Massachusetts
+1 877.442.3324 • youhaveus.org
+1 617.726.5130 • massgeneral.org/cancer-center

Duke Cancer Institute
Durham, Carolina del Norte
+1 888.275.3853 • dukecancerinstitute.org

Fox Chase Cancer Center
Filadelfia, Pensilvania
+1 888.369.2427 • foxchase.org

Fred & Pamela Buffett Cancer Center
Omaha, Nebraska
+1 402.559.5600 • unmc.edu/cancercenter

Fred Hutchinson Cancer Center
Seattle, Washington
+1 206.667.5000 • fredhutch.org

Huntsman Cancer Institute, University of Utah
Salt Lake City, Utah
+1 800.824.2073 • healthcare.utah.edu/huntsmancancerinstitute

Indiana University Melvin and Bren Simon
Comprehensive Cancer Center
Indianápolis, Indiana
+1 888.600.4822 • www.cancer.iu.edu

Johns Hopkins Kimmel Cancer Center
Baltimore, Maryland
+1 410.955.8964
www.hopkinskimmelcancercenter.org

Mayo Clinic Comprehensive Cancer Center
Phoenix/Scottsdale, Arizona
Jacksonville, Florida
Rochester, Minnesota
+1 480.301.8000 • Arizona
+1 904.953.0853 • Florida
+1 507.538.3270 • Minnesota
mayoclinic.org/cancercenter

Memorial Sloan Kettering Cancer Center
Nueva York, Nueva York
+1 800.525.2225 • mskcc.org

Moffitt Cancer Center
Tampa, Florida
+1 888.663.3488 • moffitt.org

O'Neal Comprehensive Cancer Center, UAB
Birmingham, Alabama
+1 800.822.0933 • uab.edu/onealcancercenter

Robert H. Lurie Comprehensive Cancer Center,
Northwestern University
Chicago, Illinois
+1 866.587.4322 • cancer.northwestern.edu

Roswell Park Comprehensive Cancer Center
Búfalo, Nueva York
+1 877.275.7724 • roswellpark.org

Siteman Cancer Center, Barnes-Jewish Hospital
and Washington University School of Medicine
San Luis, Misuri
+1 800.600.3606 • siteman.wustl.edu

St. Jude Children's Research Hospital/
The University of Tennessee Health Science Center
Memphis, Tennessee
+1 866.278.5833 • stjude.org
+1 901.448.5500 • uthsc.edu

Stanford Cancer Institute
Stanford, California
+1 877.668.7535 • cancer.stanford.edu

The Ohio State University Comprehensive Cancer Center -
James Cancer Hospital and Solove Research Institute
Columbus, Ohio
+1 800.293.5066 • cancer.osu.edu

The UChicago Medicine Comprehensive Cancer Center
Chicago, Illinois
+1 773.702.1000 • uchicagomedicine.org/cancer

The University of Texas MD Anderson Cancer Center
Houston, Texas
+1 844.269.5922 • mdanderson.org

UC Davis Comprehensive Cancer Center
Sacramento, California
+1 916.734.5959 • +1 800.770.9261
health.ucdavis.edu/cancer

UC San Diego Moores Cancer Center
La Jolla, California
+1 858.822.6100 • cancer.ucsd.edu

UCLA Jonsson Comprehensive Cancer Center
Los Ángeles, California
+1 310.825.5268 • uclahealth.org/cancer

UCSF Helen Diller Family
Comprehensive Cancer Center
San Francisco, California
+1 800.689.8273 • cancer.ucsf.edu

University of Colorado Cancer Center
Aurora, Colorado
+1 720.848.0300 • coloradocancercenter.org

University of Michigan Rogel Cancer Center
Ann Arbor, Michigan
+1 800.865.1125 • rogelcancercenter.org

University of Wisconsin Carbone Cancer Center
Madison, Wisconsin
+1 608.265.1700 • uwhealth.org/cancer

UT Southwestern Simmons
Comprehensive Cancer Center
Dallas, Texas
+1 214.648.3111 • utsouthwestern.edu/simmons

Vanderbilt-Ingram Cancer Center
Nashville, Tennessee
+1 877.936.8422 • vicc.org

Yale Cancer Center/Smilow Cancer Hospital
New Haven, Connecticut
+1 855.4.SMILOW • yalecancercenter.org

Comparta su opinión con nosotros.

Complete nuestra encuesta y contribuya para que NCCN Guidelines for Patients sea mejor para todos.

NCCN.org/patients/comments

Índice